# A Vida Antes Do Nascimento
## Gestação Dirigida

© Copyright 1996.
Ícone Editora Ltda

**Diagramação**
Rosicler Freitas Teodoro

**Revisão**
Edmilson Pinto Teixeira
Rosa Maria Cury Cardoso

**Ilustrações**
*As ilustrações foram gentilmente cedidas pelo autor*

Proibida a reprodução total ou parcial desta obra,
de qualquer forma ou meio eletrônico, mecânico,
inclusive através de processos xerográficos, sem
permissão expressa do editor
(Lei nº 5.988, 14/12/1973).

Todos os direitos reservados pela
**ÍCONE EDITORA LTDA.**
Rua das Palmeiras, 213 — Sta. Cecília
CEP 01226-010 — São Paulo — SP
Tels. (011)826-7074/826-9510

WILSON RIBEIRO

# A Vida Antes Do Nascimento
## Gestação Dirigida

**Dados Internacionais de Catalogação na Publicação (CIP)**
**(Câmara Brasileira do Livro, SP, Brasil)**

Ribeiro, Wilson
A vida antes do nascimento: gestação dirigida — Wilson
Ribeiro. — São Paulo, Ícone, 1996.

ISBN 85-274-0377-3

1. Cuidados pré-natais 2. Gravidez 3. Gravidez — Aspectos psicológicos 4. Nascimento 5. Parto sem dor I. Título.

96-4742
CDD-618.24
NLM-QW 175

**Índices para catálogo sistemático:**

1. Gravidez: Aspectos psicológicos: Obstetrícia        618.24
2. Gravidez: preparação para o nascimento: Obstetrícia  618.24
3. Nascimento: Preparação: Obstretícia                 618.24

# ÍNDICE

Nota à edição brasileira ........................................ 9
Primeira página .................................................. 13
Segunda página .................................................. 15
Página especial .................................................. 17

## PRIMEIRA PARTE

*O parto sem dores* ............................................. 21
Primeiro testemunho ............................................ 22
Segundo testemunho ............................................ 23
A formação do Psicoembriólogo .............................. 24
A fase umbilical ................................................. 25
Imunização (a vacina psíquica) ............................... 27
Análise retrospectiva ........................................... 28
A galvanoplastia espiritual .................................... 28
Psicanálise dinâmica (uma nova escola psicanalítica
dinâmica) ......................................................... 31
A memória celular ............................................... 32
Um testemunho ................................................... 34
  I. O INÍCIO DA VIDA
     (sua origem e conseqüências) ...................... 35
  II. O DOM MATERNAL ...................................... 41
  III. A CONCEPÇÃO E O ANTICONCEPCIONAL .. 45
     O anticoncepcional .................................... 47
     Os prejuízos do anticoncepcional ................. 47
     O aborto ................................................. 49
  IV. A GRAVIDEZ ............................................. 53
  V. O PARTO ................................................... 57
  VI. A REGRESSÃO DE IDADE .......................... 61

Odiava o pai ..................... 62
Bronquite asmática ..................... 62
O sexo ..................... 64
A profissão ..................... 66
O nome ..................... 67
Uma regressão ..................... 68
VII. AS EMOÇÕES E SEUS REFLEXOS ..................... 75
Televisão ..................... 75
Cinema ..................... 76
VIII. RESULTADO DE UMA
GESTAÇÃO DIRIGIDA ..................... 79

**SEGUNDA PARTE**

IX. SISTEMAS DE RELAXAMENTO ..................... 89
Reflexão ..................... 89
Relaxamento A ..................... 90
Relaxamento B ..................... 91
Relaxamento C ..................... 94
Relaxamento D ..................... 95
Comunicação com a vida intra-uterina ..................... 97
X. RELAXAMENTO DIRIGIDO ..................... 101
Primeiro Método ..................... 101
Segundo Método ..................... 105
Texto ..................... 105
Terceiro Método ..................... 110
Texto ..................... 110
Para o Pré-Parto ..................... 113
Ao monitor ..................... 116
XI. O DIÁLOGO ..................... 117
O nome da criança ..................... 118
Exemplo de uma conversa ..................... 119

XII. LACTAÇÃO ...................................................... 121
Emoções e a Lactação ................................ 124
*Relaxamento dirigido* (para a lactação) ............. 126
Suspensão do leite ..................................... 127
XIII. A PERSONALIDADE ................................... 129

## TERCEIRA PARTE

XIV. A REABILITAÇÃO ................................... 133
Método Psico-Relax ................................... 134
Exemplos de auto-sugestões ..................... 135
XV. GINÁSTICAS AUXILIARES ..................... 139
Pré-parto ................................................. 139
Primeira fase ........................................... 140
Exercícios para o primeiro período do parto
(na Maternidade) .................................... 149
Método de anestesia ................................ 149
Exercícios para a reabilitação após o parto ......... 155
Comunicação com o feto ......................... 166

## APÊNDICES

*A vida em sua manifestação* ......................... 169
*Um método anticoncepcional não-abortivo* ............. 171
*Método Billings* ......................................... 172
*E aqueles que nasceram antes da Psicoembriologia?* . 173
*Conflitos entre crianças psicoembriolizadas e crianças*
*nascidas pelo sistema convencional* ............. 173
*A Psicoembriologia na Argentina* ............. 174
*Acompanhamento dos que nasceram*
*com a ajuda da Psicoembriologia* ............. 176
*GLÁDIWA* ................................................. 177

*A primeira fase: a umbilical* ..... 178
*A prática sexual* ..... 178
*Corpo blindado* ..... 179
*O trauma do aborto* ..... 179
*A importância do orgasmo total* ..... 180
*A REVOLUÇÃO DA PSICOEMBRIOLOGIA* ..... 181
A psicoembriologia após vinte anos ..... 183
Experiências médicas ..... 185
Aos que chegaram até esta página ..... 187

# NOTA À EDIÇÃO BRASILEIRA

O livro ora apresentado é o primeiro no gênero em todo o mundo.

O autor, de maneira fácil e interessante, mostra-nos o maravilhoso mundo da vida antes do nascimento e termina por fazer com que nos encontremos nele, descobrindo e localizando as seqüelas deixadas pela nossa má vivência intra-uterina.

O livro tem a finalidade principal de ensinar a mulher como dirigir uma gestação, para gerar crianças completamente sadias psíquica e fisicamente, em tudo obedecendo à teoria do próprio autor, denominada PSICOEMBRIOLOGIA - a valorização da vida desde o seu primeiro passo.

E é o autor quem afirma: "A guerra é fruto da criança rejeitada, insatisfeita, sedenta de leite e de amor, que existe dentro de cada um de nós, cuja gestação transcorreu à revelia, sem atenção e sem afeto."

Porém, o mais maravilhoso e importante neste livro é a informação e a técnica que ensina a mãe a se comunicar verbal, tátil e mentalmente com o seu filho que ainda está no ventre. E isto é mais um fenômeno da vida, que o autor pesquisou, testou e nos transmite nesta sua obra.

Desde as suas primeiras páginas o livro oferece, didaticamente, um perfeito curso de treinamento para a gestação e para o parto sem dores, ensinando como se descondicionar para tanto.

Outra novidade apresentada e que, por certo, vai interessar bastante a psicanalistas e estudiosos do aparelho psíquico, é a inclusão de uma das principais fases psicológicas do homem, descoberta pelo prof. Wilson Ribeiro: *a fase umbilical* que, segundo o autor, antecede à *fase oral* determinada por Freud.

Finalmente, o livro apresentado traz novas teorias que vêm justificar muitos comportamentos neuróticos e desajustados da personalidade, antes não compreendidos e que só a Psicoembriologia pode explicar.

Além de ser de grande e importante utilidade para as gestantes, este livro há de merecer o vivo interesse dos psicanalistas, médicos, pediatras, obstetras, psicólogos, educadores, estudantes e de todas as pessoas interessadas em maior conhecimento do psiquismo humano.

Wilson de Almeida Ribeiro (Wilson Ribeiro, como é mais conhecido profissionalmente) é um psicanalista moderno formado pelo "Instituto de Psicanálise de São Paulo". Porém, muito antes de sua formação já vinha estudando e pesquisando o psiquismo humano e fazendo extraordinárias descobertas há mais de 17 anos. Criou métodos modernos de hipnologia sem induções sugestológicas, hipnose acordada e desenvolveu a teoria da Psicoembriologia e da Gestação Dirigida, além da Psicanálise Dinâmica, da Análise Retrospectiva e da Memória Celular.

Para ele a vida é contínua e, embora não aceite o que se chama de *reencarnação*, admite e defende a tese da *rematerialização*, concordando que nada se cria, mas tudo se transforma.

É um homem espiritualista sem abandonar a metodologia científica. Acredita que a mente humana é o maior laboratório existente sobre a face da Terra e que a mente que cria a bomba H é muito mais poderosa que esta e, portanto, pode criar remédios para o corpo e para a Alma.

Finalmente, aqui está um autor que cria uma nova escola no campo do estudo e das soluções dos conflitos psíquicos, partindo sempre da idéia de que estes conflitos começam exatamente na vida antes do nascimento.

A teoria e as experiências reveladas nesta obra mereceram o reconhecimento de várias Academias de Ciências de alguns países, que premiaram o psicanalista Wilson Ribeiro com títulos e honrarias das mais significativas, como a de Membro Perpétuo da famosa e tradicional "Academia Teatina Per Le Scienze" e membro da "Academia de Roma", da qual ganhou a Medalha de Ouro do Mérito Científico de 1983.

Este seu livro foi editado em Portugal, na Itália, na Argentina, na Holanda e na Dinamarca, além de ter o resumo da tese circulando por outros países como Estados Unidos, Índia, Bélgica, França, Inglaterra, etc.

## PRIMEIRA PÁGINA

À MINHA MÃE (UMA DAS MUITAS MARIAS QUE O MUNDO TEVE), QUE SOFREU AS DORES DO PARTO PARA QUE EU NASCESSE, PESQUISASSE E EXPERIMENTASSE TODAS AS COISAS QUE, NESTE LIVRO, TRANSMITO A TODAS AS MÃES:

O FILHO DAS TUAS DORES, HOJE, RESGATA TODO O COMPLEXO DE CULPA QUE TRAZIA NA MENTE!

## SEGUNDA PÁGINA

Nesta página, rendo minhas homenagens e gratidão aos médicos Lúcio Affonso Campello e Carlos Alberto Oliveira (obstetras), ao saudoso amigo Dr. Henry Wilson Young, ao Prof. Dr. Jonas Negalha, ao Prof. José Eduardo T. Zogaib e a todos os que se interessaram, apoiaram e ajudaram a Psicoembriologia.

À Tânia, Wânia e ao Júnior.

À Argentina, que se transformou num segundo berço da Psicoembriologia, e a Portugal, que organizou a primeira escola, fora do Brasil.

*O Autor*

# PÁGINA ESPECIAL

*À Grace e À Gládiwa,*

Mãe e filha, que me ofereceram a contribuição prática de todas as minhas pesquisas, não fossem vocês, todos os meus anos de estudos seriam insuficientes para as conclusões da minha teoria.

A vocês transfiro todo o mérito, se este existir e for compreendido, do meu trabalho e das minhas experiências no campo da comunicação com a vida intra-uterina.

Tenho esperanças de que, um dia, todas as mães do mundo também agradecerão a vocês...

Por todos os tempos e por todas as gerações, recebam o meu amor.

*Wilson Ribeiro*

# PRIMEIRA PARTE

# O PARTO SEM DORES

As dores do parto desaparecem na medida em que a mulher as eliminar de sua mente. Elas, na verdade, não são nada mais do que HI, heranças informativas *negativas*, vindas de um condicionamento que leva o ser humano a permanente estado de sofrimento.

As dores do parto são uma sentença ditada pelo próprio homem que gostaria de permanecer no útero materno, como dizia Otto Rank, tendo criado dores para que pudesse justificar, então, a sua permanência intra-uterina.

O renomado hipnólogo Dr. S. J. van Pelt afirma que o paciente sente dores no corpo porque, na realidade, sente dores na mente.

Se a mulher tem informações herdadas ou adquiridas de dores de parto, por certo as sentirá. Todavia, se tiver conhecimento a respeito do seu aparelho reprodutor e de que o útero é insensível, seguramente não sentirá tais dores.

Ser mãe não é sofrer. O contrário é uma sentença masoquista. Ser mãe é ser feliz e realizada. Deus não cria sentenças vingativas nem dores em ninguém.

Não há filhos do pecado, pois todos somos filhos do mesmo Deus, criador de todas as coisas belas. E a gestação é a coisa mais bela que existe.

Quando o útero começa a crescer durante a gravidez não proporciona nenhuma dor. Seria lógico, se o útero não fosse insensível, que causasse dores durante o crescimento e não quando realiza contrações para expulsar o feto.

Se entendermos esta lógica, não há razão para dores de parto. Ademais, podemos informar seguramente que as crianças, cujas mães acham que sofrerão ou sofrem as chamadas "dores" de parto, se sentem culpadas por terem sido geradas e nascidas. Serão crianças que sempre se sentirão culpadas de alguma coisa, mesmo sem saberem o quê.

O mesmo acontece com o parto cirúrgico programado. Sabemos que muitas mulheres preferem o parto cirúrgico para fugir às "dores" do parto natural. Porém, quando elas descobrem que as dores são meramente informativas, optam pelo parto natural.

Nenhuma mulher que tenha aplicado a Gestação Dirigida sofreu as chamadas "dores" de parto! É que elas foram descondicionadas e abandonaram suas heranças informativas negativas, trocando-as por informações positivas. E os seus filhos nasceram felizes e sem complexos de culpa.

Com respeito a interpretações bíblicas, podemos garantir que, através de pesquisas profundas do Dr. Grantly Dick Read, autor do livro Parto sem Medo, juntamente com um bispo, um rabino e um pastor, que leram os originais da Bíblia, não encontraram a palavra "Kiev" (dor, no hebraico) relacionada ao parto. Eles também concordaram que se trata de má tradução e que as dores do parto são simplesmente informativas e atuam sugestologicamente na mulher.

Assim, podemos afirmar que a mulher que toma conhecimento de todas estas informações científicas e reais não sente dores de parto. Aliás, uma das causas da esterilidade é o medo das dores de parto! Este medo pode ser consciente ou inconsciente, não importa. Mas, desde que haja medo, a mulher dificulta a concepção.

### DECLARAÇÃO DE MÃE DE DUAS CRIANÇAS NASCIDAS PELO SISTEMA GESTAÇÃO DIRIGIDA

"Tenho quatro filhos. Os dois menores (Pedro Augusto e Luiz Fernando) nasceram pelo método Gestação Dirigida. Durante as duas gestações, comuniquei-me com meus filhos e, quando eles nasceram, eu, praticamente, já os conhecia. Os partos foram lindos, naturais e sem dores.

Porém, o mais importante é o resultado de ter sido acompanhada psicoembriologicamente. As crianças são felizes, sadias, tranqüilas e, desde cedo, manifestaram grande capacidade de aprender, raciocinar e concluir. Nunca estiveram irritadas ou doentes. São crianças sem medo e cheias de amor. Ajustam-se facilmente às mais diversas situações.

Aprendi com a Psicoembriologia que ter um filho é gerá-lo bem e prepará-lo, ainda na vida intra-uterina, com amor, otimismo e equilíbrio, para que mais tarde exerça seu papel na sociedade da mesma forma.

Seria de grande proveito para a humanidade que todas as pessoas tomassem conhecimento e praticassem a teoria e os sistemas psicoembriológicos, especialmente antes de conceberem um filho!

Agradeço ao Dr. Wilson Ribeiro o legado maravilhoso, pelos nossos filhos e por todos que tiverem a felicidade de praticar a Gestação Dirigida."

*Maria Ângela*
São Paulo, 26/07/79

## LAGES: CIDADE-PILOTO DA GESTAÇÃO DIRIGIDA

Em Lages, cidade do Estado de Santa Catarina, no Brasil, uma extraordinária mulher que se formou em psicoembriologia, *Zenaide Castro*, desenvolveu um belo trabalho de divulgação e aplicação da Gestação Dirigida.

Naquela cidade, uma nova geração, sem ódios, revoltas e sem doenças está sendo formada. Mais de 2.000 crianças já nasceram recebendo os benefícios da Psicoembriologia. E acontecimentos altamente importantes têm sido registrados naquela cidade, que passou a ser a cidade-piloto da Psicoembriologia.

## A Formação do Psicoembriólogo

O psicoembriólogo é, antes de tudo, uma vocação missionária. Tem que ser uma pessoa que ame a Vida através da criação. Que valorize a maternidade e ampare a criança. Vejamos o seu Juramento:

"Nós acreditamos que a genitalidade tem como objetivo a manifestação da Vida; e que a Vida começa no exato momento da fecundação!

Assim, fiéis a este Credo e em respeito à nossa própria consciência, solenemente prometemos exercer a profissão sobretudo com amor à criança e proteção à maternidade, cumprindo as determinações da SOCIEDADE INTERNACIONAL DE PSICOEMBRIOLOGIA (SIP) com idealismo, dedicação e coragem, sem jamais esquecer os preceitos de justiça e de solidariedade humana. Prometemos cultivar a ciência e a arte da Psicoembriologia com a melhor perfeição e atualização."

Quando o leitor ou a leitora procurar um psicoembriólogo, certifique-se de que possui seu registro na "SIP" e se o mesmo está atualizado.

Sociedade Internacional de Psicoembriologia, São Paulo, Brasil.

# A FASE UMBILICAL

A Psicoembriologia traz uma nova contribuição à Psicanálise moderna, ao descobrir que a primeira fase psicológica do homem é a umbilical, ao invés da oral detectada por Freud.

Implantada a gravidez, é o cordão umbilical a primeira ligação física mantida entre o novo ser e a mãe. Otto Rank estava certo ao declarar que o primeiro trauma do homem seria a separação brusca, com o corte do cordão umbilical, o que, mais tarde, veio a ser confirmado pelo obstetra francês Frédérick Leboyer.

O cordão umbilical é o primeiro e principal veículo de alimentação do feto. Por ele, a criança recebe, inclusive, os efeitos das cargas emocionais da mãe.

Por este cordão circulam diariamente quase 300 litros de sangue. A placenta é um órgão no qual os vasos sangüíneos do feto e os da mãe se entrelaçam sem se unir. Os elementos nutrientes, o oxigênio e os hormônios que passam de um sistema sangüíneo para o outro são indispensáveis ao desenvolvimento do esqueleto e dos sistemas nervoso e cerebral do feto.

Assim, a primeira via alimentícia do homem é, sem nenhuma dúvida, o cordão umbilical.

Reportando-nos à teoria "freudiana" que apresenta a fase oral como a primeira na formação psicológica com importantes reflexos na personalidade, a fase umbilical tem maior significação.

Através da Análise Retrospectiva temos encontrado esta resposta. Através da ligação física umbilical é que, realmente, a criança se estrutura e se satisfaz, especialmente por não necessitar de sucção para se alimentar.

Ademais, o umbigo está localizado numa zona erógena, próxima do "chakra" da sexualidade, sensível à excitação e onde se concentra em maior quantidade a energia vital (a libido, como quer Freud). A fase umbilical, portanto, é a mais importante biológica e psicologicamente. A criança que teve boa vivência desta fase é bem estruturara e não apresenta carências posteriores.

## O Umbigo e o Complexo de Castração

A fase umbilical explica, finalmente, o "complexo de castração" e o "complexo de Édipo" focalizados pela Psicanálise.

As heranças informativas (HI) transmitem-nos coletivamente que um dia seremos separados das nossas mães através do corte daquele cordão pelo qual nos alimentamos e recebemos a garantia de vida. Isto causa angústia e medo. Uma outra informação antiga que está no inconsciente coletivo é herdada pelo ritual da circuncisão. A criança nasce na expectativa de sofrer um corte no pênis (associação com o cordão umbilical). Especialmente a criança judia.

Na criança do sexo feminino que, segundo Freud, já nasce sentindo-se castrada, a carga de medo é ainda maior. Além do impulso natural movido pela energia vital da libido, o homem procura refazer a sua ligação em busca do útero e a mulher em busca do pênis.

Através da Gestação Dirigida, estes conflitos podem ser resolvidos satisfatoriamente, quando o atendimento à gestante é feito por um psicoembriólogo.

## Um Costume e uma Comprovação

Há um costume entre as famílias judias muito interessante, que comprova a comunicação com a vida intra-uterina e o "complexo de castração": nos rituais de circuncisão nas sinagogas, as mulheres mais experientes sugerem às novas gestantes que observem se durante o ato o seu bebê movimenta-se dentro do ventre; se isto acontecer é porque o feto é do sexo masculino. E dizem estas mulheres judias que o teste é perfeito.

Seria medo por saber que, também, irá passar pela mesma experiência brevemente?

Há pessoas que duvidam de tudo isto, alegando que o feto ainda não tem todo o seu sistema nervoso desenvolvido. A estas pessoas lembramos que entre mãe e feto há toda uma interação celular e sangüínea, além da ligação psíquica de mente a mente!...

## IMUNIZAÇÃO
### (a vacina psíquica)

Temos experimentado com sucesso a imunização das crianças assistidas pela Gestação Dirigida. As primeiras aplicações foram nos meus próprios filhos, e até hoje, não necessitaram de nenhuma vacina. É que acreditamos fielmente na capacidade da mente em produzir elementos necessários à defesa do próprio corpo.

O método e sua aceitação é livre e da responsabilidade de cada gestante. Todavia algumas delas o têm aceito e aplicado com resultado extraordinário.

*Método*

Durante as sessões de GD (gestação dirigida) a gestante fala audivelmente ao feto, ao mesmo tempo em que acaricia a barriga:

— Meu filho (a), você, durante a sua formação física, possui extraordinária capacidade para defesas do seu próprio corpo, desenvolvendo-o sadiamente e com perfeição. Assim, você poderá desde já imunizar o seu sangue e todo o corpo contra o contágio de qualquer espécie. Você será resistente a todos os vírus e germes! Isto, porém, necessita de uma afirmação consciente e segura, por parte da gestante. Esta aplicação deverá ser praticada a partir da oitava semana de gestação, continuamente.

Nota: mesmo que você pretenda vacinar o seu filho, não deixe de fazer esta aplicação de imunização durante a gestação!

## ANÁLISE RETROSPECTIVA

Este é um método que somente deverá ser aplicado por um psicoembriólogo filiado à "SIP" — Sociedade Internacional de Psicoembriologia.

É uma técnica própria para levar um paciente a reviver o seu estágio intra-uterino, em estado completamente consciente, para tomar conhecimento da sua vivência no útero materno e encontrar as causas dos seus desajustes, neuroses ou conflitos emocionais, solucionando-os.

## A GALVANOPLASTIA ESPIRITUAL

Em 1985, em Portugal, dando formação psicoembriológica a um grupo de médicos e interessados pela Psicoembriologia, tive um encontro com pessoas representantes de uma nova "escola" francesa ligada à gestação.

Tratava-se da "Galvanoplastia Espiritual" desenvolvida por um médito-psiquiatra francês e que estava ganhando terreno em todo o mundo naquele momento.

Esses representantes estavam participando de meus cursos e, muito simpáticos, apresentaram-me a "Galvanoplastia", apoiavam a Psicoembriologia e pediam reciprocidade.

Embora sentisse interesse pela matéria, fiquei um pouco resistente pelo fato de não desejar misturar ciência com espiritualidade (ainda não sei se estou certo), e a "Galvanoplastia", a meu ver, é muito espiritualizada. Não tenho certeza quanto à minha posição, porque considero o fenômeno da vida como causa e efeitos naturais.

Quando lancei a Psicoembriologia em São Paulo, com livro no mercado e formação da SIP (Sociedade Internacional de Psicoembriologia), no jornal "A Folha de S. Paulo", os espíritas, os yogues e os budistas, que mantinham colunas semanais naquele jornal, encamparam a idéia como resultante de suas filosofias, ficando mais ou menos assim: para os espíritas, a Psicoembriologia era um processo espírita de doutrinação do novo espírito que renascia através do feto; para os yogues, o método de ajuda à gestante e ao feto era Yoga pura, e, para os budistas, a matéria era essencialmente inspirada na filosofia de Buda. Esses comentários foram interessantes e significaram um apoio importante à minha teoria, mas para mim, mesclava uma tese estruturada dentro da metodologia da ciência em doutrina religiosa, com forte tendência ao espiritismo (e, para os que me conhecem mais de perto, tenho fortes razões para reagir contrariamente, embora considere-me um homem *espiritualista*).

Falei ao grupo que iria estudar a possibilidade de apoio recíproco, após retornar ao Brasil. Dediquei-me à leitura do material recebido, à experimentação e observação da teoria "galvanoplástica", considerando-a muito válida e interessante.

No entanto, pelas razões já expostas, achei que não poderia realizar a reciprocidade de apoio solicitado. No entanto, aceito a teoria metálica.

A teoria galvanoplástica conclui que nós somos gerados, no ventre materno, com riqueza em ouro ou em chumbo. O ideal é que durante a gestação recebamos maior quantidade de ouro e não de chumbo. Seria como as polaridades *Yin* e *Yang* da teoria chinesa de acupuntura.

De acordo com a psicocromologia, a cor ouro é forte e salutar, resolve problemas respiratórios, realimenta os pulmões e potencializa psiquicamente as pessoas, além de atrair riquezas e sucesso. A cor do chumbo (cinza ou cinzenta) é neutra (não fede e não cheira). O chumbo propiciaria uma gestação inerte, sem estímulos e motivação de vida, rejeição, má oxigenação da criança durante a vida intra-uterina, etc.

O ouro, pelo contrário, propicia uma vida intra-uterina cheia de apoio, esperanças e valorização. Uma criança querida, desejada e esperada, logo, com todos os estímulos de vida, além de ser constituída com força, saúde mental e física, tudo facilitando para sua boa formação e um nascimento natural e sem traumas.

Este foi o aspecto da "Galvanoplastia Espiritual" que mais me despertou interesse, levando-me a incluí-la no sistema de Gestação Dirigida, especialmente quando pude ver os resultados da aplicação do ouro num caso de leucemia numa moça de 17 anos, em São Paulo, utilizando a *hipnose média* como produtora de ouro na medula óssea da moça. Em apenas seis meses de trabalho, com uma sessão semanal, o laudo médico foi totalmente modificado e a moça está viva e sadia. Para a médica que a acompanhava foi um "milagre"...

Nossa recomendação é a de que a gestante, durante seus relaxamentos para contatar com o feto (ou desde a fase embrionária), deverá pensar em ouro, imaginando que seu

*30*

cérebro está produzindo um líquido de cor dourada que circula por todo seu corpo e banha a criança no ventre, através do cordão-umbilical e procurar ver a criança toda dourada, por dentro e por fora.

De acordo com o que temos assistido, a gestante dessa forma estará ajudando maravilhosamente seu filho, oferecendo-lhe uma estrutura de vida cheia de saúde, imunização, alegria e felicidade.

## PSICANÁLISE DINÂMICA
### Uma Nova Escola Psicanalítica Dinâmica

Tendo tido uma formação psicanalítica mais ou menos ortodoxa, senti no exercício profissional que o sistema de interpretação dos sonhos, da associação livre de idéias e os atos falhos eram um processo bastante moroso de abordagem, para se obter as soluções dos conflitos gerados no aparelho psíquico.

Notamos que estes conflitos geram fantasias no paciente e que a Psicanálise tradicional procura fazer com que ele se liberte dessas fantasias para entrar num clima de realidade simplesmente.

Investigando a projeção fantasiosa, encontramos nesta um importante *conteúdo real* de qualidade *psicobioenergética*, que está impresso e fixado em grupos de neurônios, não permitindo a livre circulação da energia vital e, daí, a formação das neuroses.

Na fantasia, o Inconsciente revive uma história real e o Consciente a tradução fantasiosa da mesma história, criando, assim, o conflito interior, num contínuo círculo vicioso.

Experimentamos utilizar e motivar as fantasias em nossos pacientes, para elaboração puramente psicobioenergética, propondo uma vivência conjunta do Consciente e Inconsciente, e este sistema tem possibilitado a solução das neuroses que, para nós, não passam de simples estagnação da energia com impressões de histórias com conteúdo de frustrações, carências, recalques, rejeições, etc.

A Psicanálise Dinâmica dinamiza as energias estagnadas na medida em que leva o paciente a um trabalho dentro das suas próprias fantasias, até que o Inconsciente permita ao Consciente a modificação psicobioenergeticamente, sem a necessidade de interpretação ou associação.

Este sistema também evita os problemas das conhecidas resistências e transferências, abrindo novas chances para um tratamento mais rápido do paciente e de trabalho para os psicanalistas.

## A MEMÓRIA CELULAR

Tanto na Psicanálise Dinâmica como na Psicoembriologia, explicamos a existência da HI (herança informativa) ou da herança genética, através do que chamamos de memória celular.

Na interação das células do nosso corpo há uma transmissão constante de informações a partir da memória central e, também, de quaisquer outras partes do corpo, inclusive da epiderme.

Neste ponto, estamos de acordo com o psicanalista Wilhelm Reich.

Todas as células, na realidade, armazenam e herdam conhecimentos e programação e se entrelaçam ou se unem por similaridade ou identificação.

Os traumas adquiridos ou herdados são impressos na memória das células: uma vez estimuladas, estas células enviam suas mensagens à memória central, o que possibilita uma revivência do histórico.

Levando o paciente a determinadas posturas e tocando-lhe algumas partes do seu corpo, ele é estimulado a uma regressão mental à sua memória, trazendo à tona acontecimentos de sua vida desde a fase intra-uterina, inclusive.

Por outro lado, esta teoria explica cientificamente o fenômeno da chamada reencarnação, ou rematerialização, como denominamos, pelo processo da mistura e transformação das células, quando estas não perdem a cultura, o conhecimento e a vivência adquiridas ou herdadas e os seus resquícios de informações vão se acumular nos núcleos de novas células formadas, integradas e inteiradas em novos seres.

Daí, as lembranças de vidas passadas ou de locais identificados sem que nunca tivéssemos certeza de que os vivemos ou conhecemos.

Todas estas informações estão armazenadas em nossa memória celular, em um estado latente e inconsciente; porém, quando estimuladas oferecem uma perfeita leitura.

Queremos declarar que esta tese nada tem a ver com a doutrina espírita.

Trata-se de uma conclusão lógica e científica, buscada através de experimentações.

Na verdade somos o que já fomos e seremos o que somos.

A mente e o cérebro são coisas distintas. O cérebro armazena culturas em todas as suas células e a mente um conhecimento profundo e transcendental da Vida. A mente existe além do corpo morto e poderá ser, inclusive, contatada pelas nossas mentes incorporadas.

# UM TESTEMUNHO

À Mulher,

Sou mãe muito feliz e realizada!

Tive a felicidade de ser treinada pelos métodos inseridos neste livro, e diretamente assistida pelo seu autor, durante toda a minha primeira gestação.

Vivi uma gravidez cheia de tranqüilidade e segurança, graças a esses métodos e à assistência do meu ginecologista.

O sistema "Gestação Dirigida" evitou que eu tomasse conhecimento do que sejam os propalados incômodos motivados pela gestação. Não os senti em tempo algum.

Consegui, durante toda a gravidez, manter contato verbal e telepático com a minha filha. Passamos a conversar desde o quarto mês de gestação. É uma coisa maravilhosa!

Estive grávida e dei à luz uma criança sadia e feliz. Durante as contrações, estive sempre calma, alegre e sorridente. Não sei o que são as chamadas "dores de parto". Não as senti, e, tenho certeza, nunca as sentirei!

E, realmente, iniciei a educação da minha filha a partir da fase intra-uterina, desde a fecundação.

Nesta data, a minha filha está com seis meses de idade. É muito comunicativa, muito sadia, alegre e bem comportada.

Ficaria mais feliz, ainda, se todas as mulheres sentissem as mesmas agradáveis sensações que eu senti durante a gravidez e no parto.

*Grace de Ornellas*
São Paulo/Capital

# I
# O INÍCIO DA VIDA

## *Sua Origem e Conseqüências*

A vida começa exatamente a partir do instante em que o espermatozóide atinge o óvulo e fecunda-o. Neste momento, a vida já se expressa e entra em evolução.

Daí, a necessidade de uma formação educacional científico-espiritual por parte dos responsáveis pela concepção de um novo ser.

A reprodução da espécie não é proibitiva nem pecaminosa. Este é o primeiro pensamento consciente que devemos ter em nossas mentes, para que os nossos filhos nasçam em liberdade e não sejam concebidos com a responsabilidade, o trauma e o complexo de que são fruto de uma prática indevida e ilegal perante a própria lei da criação.

Mentes deturpadas, cheias de más informações, geram filhos deturpados e mal informados, com a sombra da culpa em suas consciências, sabendo que sempre terão de continuar a vida calcada em erros e proibições originais, ganhas por herança dos pais e das quais jamais se libertarão.

O ato que dá início à criação de um novo ser deve ser enriquecido de pensamentos lícitos. Se considerarmos divina a criação, também deveremos considerar divino o ato da concepção. A procriação é realizada por um instinto inato de preservação e continuidade.

Este instinto inato de procriação vem às nossas mentes conscientes como uma necessidade e não como uma obrigação. Ninguém se alimenta por obrigação, mas sim, por necessidade. Quem nos criou e nos dotou de necessidades, também permitiu-nos o suprimento dessas necessidades com uma tônica de satisfação. E alimentar o corpo não é pecado...

*35*

Todas as necessidades que nos foram dadas são para a nossa autopreservação, para a manutenção da saúde, para a expressão da vida e para a continuidade desta.

Logo, o relacionamento sexual - responsável pela procriação da espécie - nunca foi um ato pecanimoso e nunca o será. Ele é a satisfação das nossas necessidades, fisiológica e biologicamente justificada.

Se nos apegássemos rigorosamente às doutrinas, aceitando informações hereditárias, seguramente o mundo já teria acabado, pois não haveria procriação. Sabemos que, pela informação bíblica, nascemos e vivemos por tolerância e não por aprovação. Somos todos filhos do "pecado original". Se continuarmos apegados à heranças informativas de um passado remoto, cheio de ignorâncias e mistificações, de medo e limitações, jamais viveremos a vida como ela nos foi doada e jamais criaremos filhos livres e mentalmente sadios.

A palavra pecado significa culpa. E culpados são os pais que transmitem essa herança informativa negativa aos seus filhos. Se desejamos filhos sadios e felizes não os concebamos culpados. Não nos escravizemos pelas informações e nem escravizemos os nossos filhos.

Começamos este capítulo com a idéia de remover a negativa herança chamada pecado das mentes das futuras mães e dos futuros pais, porque desejamos que os seus filhos nasçam livres, sem traumas, sem rejeição pela própria vida, sadios, alegres e felizes.

A criança gerada sob a sentença do pecado (que os seus pais lhe transferem, mental ou verbalmente) será sempre um condenado em liberdade condicional. E, por saber já ter nascido condenado por toda uma vida, se não pesquisar, por si só, e evoluir intelectivamente, por certo não titubeará em praticar outros delitos.

Para nós, essa informação hereditária é a principal a ser removida das mentes dos futuros pais, pois é o ato do relacionamento sexual entre u'a mulher e um homem que pode dar origem à formação de uma nova expressão de vida. Neste exato momento as mentes devem estar dirigidas ao cumprimento de uma das mais belas e divinas necessidades biológicas. E o ato sexual não existe com outra finalidade, senão única e exclusivamente para a procriação.

A responsabilidade dos pais pela vida e personalidade dos filhos que pretendem conceber começa no ato sexual. No momento em que a energia vital é gerada pela mente masculina e o instinto maternal feminino prepara-se para recebê-la e complementá-la até permitir a sua expressão em vida composta, essas duas polaridades (o homem e a mulher) estão mentalmente ligadas com o Princípio Criador, que liberta e materializa as duas energias, na formação de um novo ser inteligente. Portanto, neste instante a satisfação proveniente do ato deve ser aceita livremente como atendimento a uma necessidade *libidinosa* (na classificação freudiana) e não *libertina* como criaram as mentes insanas pelas informações adquiridas das heranças do pecado, que escraviza o homem levando-o ao vício, à perversão e à maledicência na prática das coisas mais puras e necessárias à vida.

A relação sexual, que dá origem à concepção de um filho, deve ser praticada livremente com todos os arranjos, emolduramentos ou nuances que o casal, de comum acordo, imaginar e desejar criar, desde que não ponha neste ato a *pitada* da imoralidade. Para a completa expressão da *força vital* (energia genital, criadora) e para obter-se a plena satisfação do ato, o casal pode ser imaginativo, devendo dar-se um ao outro livremente, na certeza de que está exercendo o suprimento de uma necessidade sem proibições, sem culpa, sem pecado e, portanto, sem imoralidade.

A maneira de pensar dos pais tem muita importância na formação do filho, principalmente na concepção. É sabido que podemos transmitir algumas doenças hereditárias aos nossos filhos, involuntariamente. Então, temos a certeza de que num simples e minúsculo espermatozóide podemos enviar traços genéticos até de doenças. Ora, isto quer dizer que a partir de um espermatozóide, de acordo com o estado biológico do seu gerador (o pai), já podemos conceber uma criança doente ou sadia. Isto porque está ali o início da vida de um novo ser.

E é neste início de vida, a partir do espermatozóide, dependendo do estado psíquico do doador (o homem) e da receptora (a mãe), que se vai definir uma personalidade verdadeiramente *integrada* ou não da criança que se está concebendo.

As doenças chamadas hereditárias são transmitidas pelos pais aos filhos, simplesmente por informações telepáticas ou verbais, consciente ou inconscientemente. Se o espermatozóide é a materialização da *força vital* gerada pela mente e pelo psiquismo masculino, e essa *força vital* é oriunda da Inteligência Criadora (Consciência Cósmica), ela deve ser pura e limpa. Mas, como ela é gerada por uma mente cheia de informações (más ou boas), recebe as interferências das energias dessa mente geradora. Se somos informados de que somos portadores de doenças hereditárias, já gravamos e fixamos em nosso consciente e em nosso inconsciente que transmitiremos tal herança, também, aos nossos filhos. Se apagarmos essa informação errônea, negando-a, não transmitiremos a mesma sentença aos nossos filhos.

As nossas pesquisas e experiências autorizam-nos a dizer que, em grande parte, as crianças nascidas com defeitos físicos ou mentais foram geradas por mentes em desequilíbrio ou deturpadas, sob medo, insegurança, per-

*38*

versão ou *pecado* (a idéia de que está praticando um ato proibido e imoral). A outra parte de crianças nascidas defeituosas é proveniente de efeitos químicos causados por remédios condenáveis.

As mães e os pais são os únicos grandes responsáveis pelos filhos que irão pôr no mundo. Eles traçam, na realidade, o destino dos filhos e o perfil de suas personalidades.

A nossa experiência do dia-a-dia do exercício da profissão recomenda a todos os casais uma conscientização do que irão praticar com o casamento. Se pretendem ter filhos, aconselharíamos uma psicoprofilaxia pré-natal, procurando um psicoembriólogo.

A vida começa no pensamento do homem e da mulher, no momento dos preparativos para um relacionamento sexual e começa a se expressar no momento em que o espermatozóide atinge o óvulo e este é fecundado. Daí para a frente, tanto a mulher como o homem são rigorosamente responsabilizados pelo que acabaram de produzir e pelo tipo de criatura que vão pôr no mundo.

Na seqüência destas páginas os leitores irão encontrar as justificativas a toda esta nossa preocupação na orientação aos que pretendem ter filhos.

Se conseguirmos praticar e divulgar a correta comunicação verbal e mental com a vida intra-uterina, saberemos melhor criar e educar os nossos filhos, desde a sua formação, e evitaremos pôr no mundo crianças neuróticas, angustiadas, asmáticas, revoltadas, defeituosas, traumatizadas, psiquicamente doentes ou delinqüentes.

## II
## O DOM MATERNAL

A maternidade é o acontecimento mais belo da vida. É um dom divino. É uma força criadora inata da mulher. É a mulher o veículo gerador da vida. Recebeu da Inteligência Criadora a virtude de conceber, em seu ventre, novas vidas alimentadas pela sua própria vida. Já a partir do primeiro instante da fecundação, o espírito maternal se expressa inconscientemente, acolhendo o novo ser vivo, protegendo-o, fornecendo elementos complementares à sua formação...

Atingida pela força sublime do Amor, a mulher já é mãe desde a concepção. Neste momento a sua vida se transforma como por um milagre. Ela é toda doação. É uma serva da Criação Divina. A ela — mãe — foram entregues a missão e a responsabilidade de criar, educar e trazer à vida um novo ser.

Ao homem foi dado o privilégio de gerar e transmitir a principal semente — a célula básica; à mulher, o fornecimento dos componentes que possibilitarão a evolução dessa célula, a guarda e a proteção até que esta célula possa se expressar em vida total.

Por isso, a gestação deve ser aceita e entendida como uma verdadeira sublimação, como um prêmio e uma autorealização, nunca como um incômodo.

Todavia, para a mulher exercer o dom da maternidade deve estar devidamente preparada para tão séria missão.

Depois da fecundação é a mulher a principal criadora e educadora da nova vida em evolução em seu ventre. Se foram tomados os necessários cuidados durante a concepção, agora, mais do que nunca, os cuidados devem ser redobrados, pois a sua mente consciente e inconsciente está liga-

*41*

da biológica e psiquicamente com o embrião e, posteriormente, com o feto até o ato do nascimento.

Se durante a concepção os cuidados recomendados por este livro não foram tomados, mesmo assim, ainda é possível uma compensação através do sistema de comunicação verbal e mental dirigida pela mãe para o feto.

Ser mãe não é apenas procriar, mas saber cumprir plenamente o dom da maternidade, para trazer ao mundo vidas felizes e sadias.

No momento em que a mulher recebe a informação de que está grávida, desde já deve agir como mãe. Deve mentalizar que concebeu um ser perfeito, que está sendo formado em seu íntimo com todas as possibilidades de poder se expressar e viver, não importa o sexo. Deve sentir e demonstrar verdadeira alegria. Deve preparar-se para dar o melhor de si mesma durante a gestação, sem medo e sem pensamentos negativos. Deve imaginar a criança sadia mental e fisicamente. Deve dedicar-se o máximo possível à segurança da gestação, seguindo a orientação do seu ginecologista e, se possível, a de um psicoembriólogo.

Exercer bem o dom da maternidade é dar o melhor de si e buscar todos os apoios e auxílios técnicos possíveis, para que a gestação se processe perfeitamente em tranqüilidade e paz. Se mais não fizer, o simples fato do seu interesse em garantir a vida do novo ser em seu ventre já o informará de que tem u'a mãe que deseja realmente exercer o seu divino dom maternal. E isto o deixará bastante alegre e tranqüilo.

Certa feita, fomos solicitados a fazer tratamento em uma moça de vinte e sete anos de idade, que apresentava um desequilíbrio entre a sua idade cronológica e a mental. Através de testes e análises verificamos que havia uma diferença de treze anos entre a idade física e a idade mental.

Continuando o tratamento e as pesquisas, constatamos que a mãe da paciente, na gestação desta, durante cinco meses ignorara completamente (sic) o seu estado de gravidez. Daí, ter o feto evoluído fisicamente durante esses primeiros cinco meses, mas não evoluído mental e psiquicamente durante o período em que foi ignorado por sua mãe. Sentiu-se rejeitado. A partir dos sete anos de idade a criança começou a demonstrar retardamento mental.

Realizando várias *regressões de idade* até a vida intrauterina, conseguimos significante resultado evoluindo a idade mental até os dezoito anos, quando o tratamento foi suspenso pela mãe da paciente, por considerar essa pequena evolução satisfatória para a família. Todavia, a paciente oferecia excelentes condições para atingirmos o objetivo visado

Ser mãe é estar consciente do dom recebido. É renunciar a tudo, para tudo oferecer ao filho.

A gravidez deve ser considerada desde o seu primeiro instante. Desde a hora e a data de sua constatação.

A principal preocupação da mulher grávida deve ser com a própria gravidez. Não só com o transcorrer da gestação, mas também com a criação e educação do filho que já vive, inteligentemente, em seu ventre.

Claro que sabemos que o dom da maternidade é inato. Que mãe é um verdadeiro sinônimo de amor e renúncia. Não estamos querendo ensinar a ninguém como ser mãe, mas apenas orientar as mães para que exerçam esse dom em sua plenitude, utilizando-se de informações positivas que lhes são transmitidas através de inúmeras pesquisas.

A partir da gestação a mulher já tem a responsabilidade de educar o seu filho. Deve amá-lo tanto como se ele já tivesse nascido. Deve senti-lo gente e oferecer-lhe todo o carinho maternal, pois ele, na fase intra-uterina, mais do que nunca, está necessitando de todos os cuidados maternos, para uma formação perfeita de toda a sua estrutura física e da sua personalidade.

Não só os sentimentos de felicidade por estar formando uma criança são necessários para concebê-la feliz. É necessário dizer tudo o que sente e deseja de bom para ela. É necessário conversar mental ou verbalmente com o novo ser em formação. Neste livro ensinamos como processar os diálogos entre mãe e filho. As nossas experiências com este método têm possibilitado gestações e partos facilitados e o nascimento de crianças sadias, alegres e evoluídas.

Dependendo do bom ou mau exercício do dom maternal é que teremos gerações sadias mental e fisicamente ou gerações neuróticas, revoltadas, delinqüentes e marginalizadas.

Mãe, bendito seja o fruto do vosso ventre!

# III
# A CONCEPÇÃO E
# O ANTICONCEPCIONAL

A concepção é a força e a lei que determinam a continuidade da vida. Tanto para a mulher como para o homem, deve ser considerada como uma dádiva divina. A concepção é o mistério da vida.

O Criador dotou o homem e a mulher da sublime *energia genital*, exercendo-a com amor, prazer e satisfação, para que a espécie fosse perpetuada.

A concepção, portanto, é a nossa principal e mais importante atividade e o nosso principal dever na vida. Ninguém tem o direito de evitá-la, a não ser por uma deficiência concepcional.

Evitar a concepção ou torná-la imoral e devassa é o mesmo que desvalorizar e imoralizar a própria vida.

O homem e a mulher devem estar conscientes da missão de procriar e de que os instintos sexuais foram criados exclusivamente para a prática da procriação, e não para simples prazer.

Na verdade, todos nós gostamos de ter nascido. Em nossos inconscientes está registrado todo o nosso percurso de vida, desde o momento em que, numa luta terrível pela sobrevivência entre milhões de células que desejavam também se expressar como vida inteligente e animada, conseguimos atingir o óvulo de nossas mães e fomos fecundados e concebidos. Não temos direito, portanto, de evitar que outras vidas encontrem a mesma guarida e o objetivo para se expressar.

A concepção deve ser exercida além de todos os preconceitos e condicionamentos sociais. Ela é divina e sublime, mesmo entre os casais não casados civil ou religiosamente. Até mesmo pela mãe solteira!

Todavia, voltamos a afirmar que o ato que leva o homem e a mulher a conceber um novo ser deve ter a tônica de seriedade e responsabilidade do cumprimento de uma lei divina.

Se a vida começa exatamente no primeiro momento da fecundação e é de acordo com os estados emocionais e psíquicos do homem e da mulher que a personalidade do novo ser vai se espelhar e se orientar, os cuidados primeiros da gestação também começam aí.

O primeiro filho concebido por um casal, logo no primeiro ano de casamento, tem maiores possibilidades de normalidade, pelo fato de ser criado dentro dos estímulos emocionais de muito amor, carinho e plena doação entre o casal. Especialmente se a concepção acontecer nas primeiras semanas do casamento e se os seus futuros pais estiverem desejando um filho.

Todos os filhos, em qualquer época do casamento ou da junção, deveriam ser concebidos nas mesmas condições emocionais do primeiro de um casal, para ser uma criança completamente integrada, equilibrada, sadia e feliz.

No entanto, num casal onde haja incompatibilidade de gênios coroada por constantes brigas e irritabilidade, não se deveria conceber um filho na tentativa de que a criança venha a ser a solução do problema conjugal existente, pois a criança seria concebida sob os fluxos dos estímulos emocionais negativos dos pais, e já nasceria portadora de irritabilidade. Seria uma criança nervosa, no mínimo. A solução desse casal seria a separação e não um filho.

Neste livro, no qual defendemos a nossa tese da comunicação com a vida intra-uterina, não nos preocupamos diretamente com a vida depois do nascimento, mas sim com a vida na sua formação, antes do nascimento, pois se um edifício for bem alicerçado e tiver uma perfeita estrutura básica, terá maiores chances de resistir às intempéries e à corrosão.

Uma criança bem formada na fase intra-uterina, com uma gestação tranqüila e bem assistida, terá todas as possibilidades de ser uma criança integrada totalmente. Nascerá sem traumas e sem complexos.

Uma criança gerada com amor, recebida com amor e criada com mais amor ainda, nunca será agressiva nem revoltada. Será um adulto totalmente integrado, mesmo com todas as dificuldades que encontrará nos caminhos da vida exterior.

É na gestação, portanto, que os pais devem dar a maior atenção aos filhos, criando-os com amor, satisfação, paz e tranqüilidade, com muita aceitação.

## O Anticoncepcional

O anticoncepcional é o antivida. Quem o utiliza está permanentemente praticando o assassinato. E não é só a mulher a responsável por este crime, mas também o homem que aprova e financia tal prática. O homem, portanto, é o co-autor ou mandante do crime de morte chamado anticoncepcional. O homem não tem direito de controlar a natalidade, pois a lei que o criou deu-lhe, como missão principal, a procriação.

Uma pessoa de sã consciência, devidamente integrada, não pode ser a favor do controle da natalidade. Ser a favor da anticoncepção é ser contra a continuidade da vida. A mulher que usa anticoncepcional e depois suspende-o para conceber um filho, nem por isso deixa de ser uma mãe criminosa, que transmitirá influências de sua perversão à criança concebida.

## Os Prejuízos do Anticoncepcional

Além de causar um desequilíbrio hormonal na mulher, pesquisas diversas têm comprovado que as maiores atrofias e deficiências em recém-nascidos são causadas pelo uso dos anticoncepcionais. Isto já não é novidade, mas a grande maioria das mulheres continuam usando as famosas pílulas.

A *antivida* é grandemente responsabilizada pelas neuroses, pelos estados de ansiedade e pelo envelhecimento precoce da mulher, sem se contar as frustrações e os recalques mantidos no inconsciente e refletidos fisicamente, por vários aspectos e ângulos.

Sabemos que a rejeição, especialmente por parte da mãe, gera uma criança doente (asmática, anêmica, raquítica, medrosa e inferiorizada), triste e desanimada. Nos estudos sentirá sempre dificuldades. Na vida profissional apresentará sempre insegurança. Poderá até sentir-se e notar-se feia, pois o estado permanente de tristeza envelhece e modifica as características fisionômicas.

O uso do anticoncepcional, no entanto, é uma dupla rejeição. Além do desejo de evitar que uma nova vida se expresse em corpo e alma, ainda a extermina em seu início.

Quando, depois de um tempo de uso do *antivida* (anticoncepcional), a mulher resolve procriar, não foge ao perigo de conceber uma criança defeituosa psíquica e fisicamente. Muitos casos de mulheres possuidoras de *úteros infantis* têm a origem na rejeição consciente ou inconsciente da mãe, quando da sua formação na vida intra-uterina. Ela recebeu a informação de que não é bom procriar ou que é necessário o controle da natalidade. O feto recebe essa informação da mãe como uma herança. E o seu tenro cérebro resolve não desenvolver os órgãos genitais. E todos nós sabemos o estado em que fica u'a mulher que tem vontade de exercer o dom da maternidade e é comunicada pelo médico que não pode exercê-lo, por uma deficiência física. Essa será uma mulher eternamente recalcada.

Em alguns casos, compreendemos e aceitamos a necessidade (não o direito) de se evitar a concepção. Mas, por métodos preventivos, puramente. E, para tanto, deverá haver uma forte razão que justifique plenamente esse procedimento.

As nossas conclusões são todas experimentadas. Não são simples idéias. São resultados de pesquisas feitas no acompanhamento de vários pacientes levados a regressões até a vida intra-uterina e pelo acompanhamento de uma gestante-experimental, pela qual conseguimos contatar com uma vida intra-uterina desde a fecundação até o nascimento.

*O Aborto*

Quando conscientemente provocado, o aborto é crime igual ou pior ao que se pratica com o uso do anticoncepcional. Se realizado por um médico ou parteira, é um crime praticado pelo principal autor (o médico ou a parteira, por um co-autor (a mãe) e um mandante e financiador do crime (o pai). Três personagens pagarão - de acordo com a lei que rege a vida = pelo horrendo crime realizado. Mataram uma expressão de vida (não importa com quantos dias de gestação), que não pôde sequer correr e se defender do massacre. Na inteligência *viva* do embrião ficou registrado, no ato do assassinato, que sua morte fora determinada pelos seus próprios pais, pela sua própria mãe. É incrível, mas é verdade constatada que nos primeiros momentos da gestação já há vida concreta e inteligente, que sente emoções e percebe tudo o que acontece no mundo exterior.

A pior *chacina* não é travada nos campos de batalha, durante as temíveis guerras, mas a realizada todos os dias pela prática do aborto provocado conscientemente.

Nos campos de batalha há igualdade de defesa, há igualdade de forças. E os que vão à guerra estão conscientes de que podem morrer ou sobreviver. O mesmo não acontece com um espermatozóide que fecunda. Ele lutou pela vida expressa, na carreira feita até chegar ao óvulo materno, objetivando a vida composta, esperando acolhida daquela que se propôs ser mãe. E, depois de fecundado, indefeso e ainda débil, tem a vida ceifada por mãos criminosas.

O *aborto não provocado* é devido a deficiências orgânicas causadas por heranças genéticas (que podem ser, também, de ordem informativa) ou pelo medo consciente ou inconsciente da gestante. O medo de dar à luz pode causar uma rejeição inconsciente tão forte, que estimula o útero a expulsar o embrião. Uma fecundação perfeita, com aceitação e uma gestação bem assistida e tranqüila, nunca causará aborto.

Uma paciente desejava muito ter um filho. Sempre que ficava grávida, já no primeiro mês abortava. Fez vários rigorosos tratamentos médicos, com os melhores ginecologistas por ela conhecidos ou indicados, mas, mesmo assim, não conseguia completar uma gestação.

Já estava recalcada e desesperançosa quando nos procurou. Na primeira entrevista não titubeou em afirmar "esta é minha última tentativa: sei que o meu problema não tem solução..." Então retrucamos: "Com tal predisposição, realmente a senhora jamais terá um filho. A sua afirmação é negativa. Tudo o que se faça não encontrará acolhida nem aceitação, por parte da senhora. Se não há deficiências físicas, conforme relatam os seus exames, a senhora deve possuir um grande medo de dar à luz!"

E a mulher afirmou categoricamente: "O senhor está dizendo uma besteira! Eu estou aqui, exatamente, porque desejo e quero ter um filho. A sua obrigação é ajudar-me. Eu não tenho medo de dar à luz!". As nossas palavras atingiram, a fundo, o âmago da questão. A mulher tornou-se resoluta, tentando superar o medo que realmente possuía no inconsciente.

Algumas sessões de relaxamento trouxeram à tona as causas do medo de dar à luz. Eliminamos essas causas (heranças informativas) e a alegre e feliz senhora já está na terceira gestação.

Na verdade, o tratamento daquela mulher começou no exato momento em que nos disse agressiva e categoricamente: "... desejo e quero ter um filho ... eu não tenho medo de dar à luz!..." (ajude-me a dar força à minha vontade!).

Muitos e muitos abortos são assim inconscientemente provocados. As informações adquiridas de que o parto é doloroso e desastroso para a mulher criam tamanho medo que pode superar o desejo de exercer o divino dom da maternidade. Conscientemente quer, insiste e provoca a maternidade, mas as informações negativas herdadas ou adquiridas impulsionam os chamados mecanismos de defesa no inconsciente e este impede a complementação da gestação, por compreendê-la como um instrumento de incômodos e sofrimentos.

O medo recalca, deturpa, adoece e até pode matar!

# IV
# A GRAVIDEZ

Temos certeza de que você sabe que a gravidez não é uma doença. Logo, não se justifica que tome atitudes doentias.

Todas as atitudes da mulher grávida refletem e atingem a vida geral. Se a gestante se considera incomodada pelo fato de estar grávida, isto pode fazer o feto sentir-se culpado por estar causando situações desagradáveis à sua mãe. E este sentimento o frustrará.

Os chamados enjôos que prenunciam a gravidez são efeitos hormonais psiquicamente avantajados, devido às informações de herança.

As ameaças de vertigem são causadas por pequenos problemas de circulação, no início da gestação. A fadiga e a sonolência (se existirem) são sinais de que a futura mãe precisa de repouso e descanso, durante os primeiros dias da gestação.

Enfim, todos esses acontecimentos (de ordem informativa ou biológica) já devem ser previstos e recebidos com naturalidade, pois são anúncios de que a mulher já é mãe. A alegria que causa esta notícia deve ser bastante compensatória, para superar esses pequenos efeitos. Quando conseguimos acompanhar uma gestante desde o início da gravidez, nem esses sintomas são, por ela, percebidos.

Ao perceber os costumeiros sintomas de gravidez, deve-se fazer os exames imediatos para constatação. Se realmente a mulher está grávida, o seu primeiro pensamento deve ser este: — "seja bem vindo, meu filho!"

A mulher deve sentir-se segura da capacidade de exercer a maternidade. Deve transmitir essa segurança ao novo ser que concebeu. Deve dizer-lhe mental e verbalmente: "A mamãe tem todas as condições necessárias que permitem a sua perfeita formação. Brevemente você vai nascer e será sadio e feliz!"

Daí para a frente, tudo transcorrerá satisfatoriamente se a futura mamãe, aliada à assistência de um médico ginecologista, for assistida psicoembriologicamente (por si mesma, se tiver conhecimentos suficientes, ou por um profissional especializado).

Mas, como este livro visa transmitir às mães e futuras mães as nossas experiências vividas no acompanhamento de gestantes, por certo, muito aprenderão a respeito da assistência psicoembriológica à gestação.

A mulher grávida deve ter horas de descanso, mas não deve se considerar inválida. Precisa manter as suas atividades normais de dona de casa. A gravidez normal não causa estado preguiçoso!...

Durante toda a gestação, a mulher necessita de ter horas de repouso e relaxamento. É nesses instantes que ela poderá melhor contatar com o seu filho, que está no ventre. Mais adiante explicaremos como são mantidos e programados esses contados.

Com um treinamento perfeito e completo, o feto dialoga com a mãe por estímulos. É um fato maravilhoso.

Tudo na gravidez poderá ser controlado mentalmente pela gestante. O seu peso, a capacidade física, o apetite e até a eliminação de varizes, podem ser controlados e resolvidos pelo poder de uma mente treinada para tanto.

Nós estamos apressados em difundir, ao máximo, nosso *sistema* de treinamento para gestantes. Todavia, se o conteúdo deste livro não for suficiente e nem a leitora tiver oportunidade de conhecer o nosso sistema completo e praticá-lo, participando de um dos nossos cursos, ao menos, viva a sua gravidez com muita serenidade, aceitando-a completamente e aplicando tudo o que daqui puder aproveitar.

Estamos procurando, na medida do possível, transmitir o máximo das nossas experiências. Mas, sabemos que, de gestante para gestante, as situações variam e o nosso *sistema* possui vários métodos para serem aplicados às variações.

As informações contidas neste livro contribuem bastante para o processo de uma boa gravidez e um parto tranqüilo. Mas o nosso real desejo seria o de que toda gestante fosse orientada e assistida pelo nosso *sistema*, na prática. E, para tanto, desejaríamos que outros colegas psicanalistas tomassem conhecimento dos nossos métodos e os aplicassem às gestantes através de cursos de treinamento.

Na impossibilidade, momentânea, da realização do nosso objetivo é que produzimos este livro, como uma pequena contribuição à divindade materna.

Durante o período de gravidez limpem a mente de pecados, medos e de toda e qualquer informação negativa. Conscientizem-se de que já são mães e comecem a dar o máximo de si aos seus filhos, que já vivem e têm inteligência desde o momento da fecundação.

Através da percepção, a criança em formação ouve, vê e sente tudo o que se passa no mundo exterior. Sabe que está sendo bem recebida ou não. Sabe se os pais estão desejando uma menininha ou um menininho. Registra tudo e grava. Cuidado, portanto, com o que dizem e com o que pensam!

Um filho é um filho, não importa o sexo. A gravidez bem conscientizada é um prêmio, não um sacrifício. É saúde e não doença.

Dependendo de como a gravidez é aceita, o parto pode ser normal ou não. Sabemos que mulheres têm o primeiro filho pelo sistema cesariano, e, no próximo bebê, o parto é normal. O que teria acontecido durante a primeira gestação?

- Medo inconsciente do parto! Depois de tê-lo vivenciado a primeira vez e notado não se tratar de um bicho de sete cabeças, relaxou-se e ofereceu o ventre livremente à nova gestação e tudo transcorreu normal. Depois é fácil notar a diferença de personalidade, saúde e alegria entre áquele primeiro filho nascido por cirurgia ou fórceps e aquele nascido normalmente.

Com o uso constante da *cesariana*, os *fetos* já se preocupam também com o método do seu nascimento. Se o parto for *cesariano* ele não fica muito satisfeito, pois sabe que a sua vinda à vida externa vai causar os transtornos de uma operação cirúrgica à mamãe. Este mesmo trauma não acontece à criança, quando a escolha do sistema de parto é feita por preferência da própria mãe. O trauma e o complexo de culpa na criança só existem quando o parto não é possível ser feito pelas vias normais.

Não tenha vergonha de mostrar a *barriga*. Não procure *escondê-la*. Não se sinta com o corpo feio nem deturpado, pela gravidez, e o seu útero dará espaço suficiente para que o seu filho cresça livremente e, no ato do parto, oferecerá a dilatação necessária.

Também os preconceitos sociais encarados pela mãe solteira ou por uma gravidez proibida ou não aceita por circunstantes podem causar a falta de dilatação uterina por ocasião do parto.

Ser mãe é renunciar a tudo. Inclusive ao medo de ser mãe.

# V
# O PARTO

O parto deve ser esperado com total satisfação, segurança e alegria. É o grande dia de festa para a mulher. É o ato em que ela vai dar à luz uma criança!

Se a gestante cumpriu bem as normas corretas, foi bem assistida, fez um curso ou teve o seu estado psíquico orientado por um profissional especializado, além do ginecologista, fez exercícios, dialogou com o seu filho, durante a gestação, e quer, realmente, dar à luz uma criança, estará segura de que tudo transcorrerá normal. Não há o que temer.

O parto é a coroação de todos os seus esforços. É um dos mais belos acontecimentos na vida da mulher. É através do parto que ela vai conhecer o fruto do seu ventre. Vai pôr no mundo mais uma vida expressa e composta.

Durante as horas que antecedem ao ato, propriamente dito, a mulher deve sentir-se profundamente feliz. A sua mente deve estar cheia de pensamentos positivos: "O meu filho vai nascer muito bem; eu sou capaz de oferecer-lhe todas as condições para um nascimento seguro e perfeito! Estou profundamente feliz porque, hoje, vou ser mãe de fato e de direito; meu filho, nasça, que eu o estou esperando para amá-lo mais ainda!"

Estes pensamentos devem ser sinceros, dosados de um sentimento maternal profundo e real. Esteja segura de que a criança, no interior do seu útero, receberá todos os estímulos dos seus sentimentos. E como a principal *vontade* da criança é nascer e viver, os estímulos que a mãe lhe envia transmitem força e tranqüilidade.

Por outro lado, o órgão criador — o útero — também é atingido por esses estímulos e prepara-se para uma expulsão perfeita, possibilitando a desejada dilatação.

A mulher deverá fixar a idéia de que o parto transcorrerá normalmente, de que ela possui todas as condições oferecidas pelo dom da maternidade e de que o parto não é um provocador de *dores*, porque, na realidade, não existem *dores de parto* (tudo isto é informação de herança). Sendo o útero criado como um órgão insensível, não pode causar dores. Contrações e movimentos de expulsão não são dores. O que se tem informado de geração a geração à mulher é que, sendo o ato sexual - o relacionamento entre um homem e uma mulher, solteiros, amigados ou *casados* - o mecanismo da concepção, uma realização proibitiva e pecaminosa, tem, por punição, o sofrimento e a dor.

De mãe para filha, de *comadre* para *comadre*, o blá-blá-blá hereditário é sempre o mesmo, só que sempre mais aumentado. Todos nós já sabemos que a *sombra da cruz é sempre maior que a própria cruz...*

O poder da sugestão negativa é sempre maior do que o da sugestão positiva. O complexo de culpa (a sentença de *pecadores*, que todos nós recebemos desde o nosso entendimento) leva-nos à aceitação conformada de todas as punições sugeridas pelas religiões e seus livros sagrados.

E, sensível à punição, a mulher recebe - como mártir e predestinada ao sofrimento - as sentenças imaginárias de punição ao *pecado* pelas dores do parto. E, na verdade, tudo aquilo que se aceita na mente sente-se no corpo. São os efeitos psicossomáticos.

O renomado médico-hipnólogo Dr. S. J. van Pelt, em seu livro "Segredos do Hipnotismo", diz: "O paciente sente dores no corpo porque realmente sente dores na mente."

As dores da mente a que se refere o Dr. van Pelt são "dores" psíquicas. São informações, medo e sugestões recebidas.

No nosso *sistema* de treinamento a parturientes, utilizando a sugestologia, a primeira coisa que removemos de suas mentes são tais informações recebidas. Pelo mesmo sistema que a mulher recebeu as heranças informativas negativas, nós transmitidos informações positivas e verdadeiras, após eliminação das primeiras.

Uma gestante que passa por tal sistema de treinamento não sentirá as famosas dores do parto e permitirá que o seu filho nasça sem traumas e com liberdade.

Neste livro, relataremos nossa vivência com uma gestante-experimental e, na medida do possível, transmitiremos alguns treinamentos básicos. Mas, com a simples aceitação de tudo o que já leram até esta página, as prezadas gestantes já estarão garantidas de que poderão ter um parto sem dores.

Uma parturiente treinada, mesmo na necessidade imperiosa de ter um parto cirúrgico, poderá, caso o seu obstetra aceite e permita, fazê-lo sem o uso da anestesia. Tudo isto pode-se obter por uma mente reeducada, livre e treinada.

Se a leitora já deu à luz um filho e sentiu as "dores" de parto, durante as contrações e a expulsão do feto, pode estar segura de que respondeu aos *condicionamentos* de informações herdadas (HI).

No próximo filho, comece tudo, negando e apagando as sugestões de dor e sacrifício. Siga nossa orientação fornecida através deste livro e verá, temos certeza, que a coisa é outra...

Para todas as nossas necessidades a Inteligência Suprema deu-nos forma de satisfação e prazer.

O ato que causa a concepção é compensado por um *prazer*. A amamentação é exercida com *prazer* e o parto, para ser cem por cento considerado normal, deve causar um grande prazer ou satisfação.

As mulheres que eliminam de suas mentes as informações de que o parto causa "dores" dão à luz sorridentes e satisfeitas. E assim deve ser com todas as mulheres.

Uma criança que chega ao mundo, sabendo que veio causando dores e sofrimentos à mãe, é uma criança angustiada. Ela quer, apenas, nascer e viver. Não quer causar dores àquela que a concebeu e criou com todo amor e carinho em seu ventre. Ela deseja a alegria e a satisfação da mãe, durante todo o tempo. Isto é o que temos constatado através de várias regressões de idade efetuadas.

Em algumas regressões, no momento em que levamos o paciente até a vida intra-uterina, e vamos fazendo a reprogressão de idade na passagem pela fase do *nascimento*, ele demonstra tristeza e angústia. Muitos dizem: "Eu não quero nascer! A mamãe está sofrendo muito!"...

Ora, uma mente que nasce com tal registro sempre trará, em seu inconsciente, um complexo de culpa para com a mãe. E, embora não demonstre este fato conscientemente, será sempre uma pessoa que, como se diz no termo popular, carregará um peso na consciência. Lutará a vida inteira para resgatar uma dívida que não contraiu. Poderá ser uma pessoa triste e introvertida, sempre levada a um espírito de fracasso.

Mulher, concebe o teu filho com amor e prazer e doa-o ao mundo, com alegria e satisfação. Eis a tua sublime e valorosa missão!

# VI
## A REGRESSÃO DE IDADE

Nossas principais descobertas sobre os mistérios encerrados na vida intra-uterina foram conseguidas através de regressões de idades (mais de mil, efetuadas com homens, mulheres e crianças de vários níveis sociais, diferentes crenças e raças), realizando pesquisas desde momentos antes da fecundação.

Após nossas pesquisas pela regressão, passamos a fazer pesquisas na progressão embrionária e fetal, acompanhando a evolução e desenvolvimento de uma vida intra-uterina, mantendo diálogos verbais e telepáticos com essa expressão de vida, diretamente ou através da gestante.

Assim, conseguimos defender a tese da comunicabilidade com a vida intra-uterina, comprovando-a, na prática, através de demonstrações que fizemos no auditório da União Brasileira de Escritores, em São Paulo, para os membros do CORB, em várias sessões públicas promovidas pelo INPESPE, sendo esta demonstração documentada pela Rede Globo de Televisão e inserida no telejornal HOJE, e, mais tarde, no FANTÁSTICO.

Nossa tese, portanto, não é baseada em informações, mas, sim, em pesquisas e experiências próprias, durante mais de dezessete anos, o que nos oferece a força de afirmação de que a principal fase de educação devida a um filho é durante a gestação.

Os casos que narraremos neste capítulo elucidarão suficientemente nossa tese. Servirão de exemplo para localização de vários casos de crianças *desintegradas*, já em sua formação psíquica.

*Odiava o Pai*

Uma menina de doze anos de idade foi, pela mãe, trazida para uma entrevista conosco. Era apática, introvertida, insegura, triste e tinha dificuldades nos estudos. Apresentava grande revolta por tudo.

Numa única *regressão de idade*, levando-a até a fase intra-uterina, fomos ouvir toda a estória que traçou, em sua formação, a personalidade que possuía aos doze anos.

A criança foi gerada por um casal em constantes atritos, brigas com ataques físicos, insegurança e instabilidade.

Em uma das brigas entre o casal, quando o feto tinha apenas sete meses, o pai esmurrou a mãe, atingindo-lhe a barriga, na altura onde se localizava, no útero, a cabeça do feto. Este fato foi devidamente registrado pela mente da criança em formação. Nasceu com esse trauma e, sem saber conscientemente por quê, odiava o pai.

Essa regressão foi uma das mais perfeitas, dado que a criança narrou datas e locais, onde os seus pais residiam por ocasião da gestação, o que foi depois totalmente confirmado, com espanto, pela mãe.

Já não é novidade o conhecimento de que uma criança gerada em clima de discórdia e de conflitos nasce tensa, irritada e nervosa, apresentando grande índice de insegurança.

*Bronquite Asmática*

É sabido que, em cada mil casos de bronquite asmática ou asma, um é de origem infecciosa. A maioria, portanto, tem origem psíquica, especialmente causada por rejeição da criança. Essa rejeição poderá ser durante a vida intra-uterina ou pós-nascimento.

Além da asma ou bronquite asmática, a rejeição torna as crianças raquíticas, anêmicas, defeituosas, incapazes e profundamente tristes.

Rejeitada, quando ainda no ventre, a criança é tomada por uma profunda angústia. Algumas deixam de desenvolver e atrofiam algum membro ou órgão durante a formação ou o crescimento. Outras, na maioria dos casos, são asfixiadas pelos estímulos de rejeição transmitidos pela mente da mãe e fecham os brônquios. Normalmente, essas crianças nascem raquíticas ou prematuramente. Logo nos primeiros meses de vida exterior apresentam sintomas asmáticos. Mas, também, podem apresentá-los na faixa de um a sete anos de idade.

Nestes casos os remédios não curam (pois não se trata de doença), apenas servem de paliativos. Acalmam durante as crises, mas não eliminam o *foco*, pois este é puramente psíquico.

A rejeição, no entanto, não se dá puramente pelo fato de a mãe dizer ou pensar que não deseja ter aquele filho. Não está puramente baseada nas medidas de precaução para evitar a fecundação. Não está somente na tentativa do aborto, mas também nos pensamentos simples de que a gravidez a está tornando deselegante, feia, cansada e que está provocando uma situação incômoda. Tudo isto transmite estímulos de rejeição.

Um rapaz de quatorze anos sofria do terrível mal da asma desde os cinco anos de idade. Em regressão, narrou a origem da "doença". No oitavo mês de gestação, a sua mãe queixava-se muito de que não estava podendo respirar bem. Comentava com outras colegas, futuras candidatas ao exercício da maternidade, sobre esse negativo efeito da gravidez.

E, na medida em que a mãe se queixava e, obviamente, respirava com mais dificuldade, essa sua atitude foi sendo transmitida ao *feto*.

Não bastassem as queixas, a mulher comentou várias vezes com amigas e familiares que jamais teria outro filho, pois a gravidez era um tormento. Isto, só isto, foi o suficiente para que a criança nascesse asmática, raquítica e anêmica. Aos quatorze anos era um rapaz sem vivacidade, triste e complexado. Justificava na "doença" sua falta de habilidade e deficiência nos estudos (perdia muitas aulas, durante o período de crises). Todo o amor que, agora, recebia dos pais e, especialmente, da mãe não compensava a *rejeição*. A mãe, principalmente, já havia recorrido a todos os meios, inclusive a simpatias, para curar o filho, até que o conseguiu através de algumas *regressões de idade*.

Nessas regressões modificamos a estória da vida intrauterina desse jovem, o que lhe possibilitou respirar livremente.

*O Sexo*

O fato de os pais e, principalmente, a mãe, transmitiram o desejo falado ou pensado sobre o sexo da criança que está sendo gerada, pode causar muitos transtornos na vida do novo ser e desgosto para os próprios pais.

Se a criança é de um sexo não desejado pelos pais, já sofre *rejeição*. Já é uma criança infeliz.

Registramos um caso em que um paciente em regressão dizia estar muito triste e infeliz, pois era uma menininha e sabia que os seus pais queriam um menininho. E achava que não iria poder nascer, pois não iria ser aceita...

Muitos casos de homossexualidade têm origem na vida intra-uterina. O fato de um feto ser do sexo masculino e a mamãe, principalmente, estar desejando e torcendo, para que esteja grávida de uma menina, pode enviar estímulos que atrofiem os órgãos genitais do feto ou embrião. No mínimo, o feto — dada a sua profunda vontade de ser aceito, nascer e viver — poderá adaptar-se à vontade da mãe, e até responder-lhe com estímulos mentais para que ela fique satisfeita e com mais segurança de que está portando em seu ventre, realmente, uma menininha.

Por ocasião do nascimento, com a viva e demonstrada decepção da mãe, a criança pode ser reestimulada e satisfazê-la. Especialmente se o pai, também, comungar do mesmo desejo de ter uma filha ao invés de um filho.

Lógica e normalmente, depois da decepção dos pais vem a conformação e, por conseguinte, a aceitação e o amor à criança. Mas, nesta, a vontade de satisfazer aos pais não se apaga.

Logo notar-se-á a identificação da criança com a mãe e a demonstrada vontade de igualar-se, de ajudá-la nos seus afazeres domésticos, etc.

Se, nesta fase, medidas técnicas não foram imediatamente tomadas e os condicionamentos transmitidos ao feto ou adquiridos por este não forem removidos e compensados, esses pais criaram um homossexual.

E a homossexualidade é uma das "doenças" mais difíceis de cura, pois, normalmente, o homossexual não quer ser curado...

Já nos deparamos, mesmo assim, com alguns casos de homossexualidade para tratamento. Na maioria deles, a origem estava na fase intra-uterina. Todavia, sabemos que grande parte dos homossexuais é originária do meio-ambiente, de cuidados exagerados e pela proibição.

A mulher grávida deve falar mental e verbalmente com a vida que está em seu ventre, dizendo-lhe: "A mamãe e o papai estão esperando você, com muita alegria e satisfação; seja você uma menininha ou um menininho. Não importa! Você é o fruto do nosso amor. Se for um menino será, em breve, um homem forte, inteligente e sadio. Se for uma menina será uma mulher bonita e, um dia, também poderá ser mãe. Portanto, seja menino ou menina, você será bem aceito, porque trará muita felicidade para o papai e a mamãe!"

Mas, não deverá dizer palavras decoradas. Deverá dizer palavras *sentidas*. Tudo o que disser deverá ser expressão de sua vontade interior, de outro modo não haverá nenhuma validade.

Na maioria das regressões efetuadas, sempre na fase intra-uterina, encontramos problemas marcantes que atrofiam a personalidade.

Por isso, afirmamos que ter um filho não é só concebê-lo, mas, especialmente, educá-lo a partir da fase intra-uterina. É nessa fase que lhe devemos dar a maior atenção e o maior amor maternal e paternal.

É a partir da fase intra-uterina que se pode "traçar" o "destino" e o perfil de personalidade do filho.

E o método deste tipo de educação é a fala da mãe para com o feto. É valorizar a vida, animar o novo ser, dizendo-lhe tudo o que há de bom e útil no mundo exterior.

*A Profissão*

É quase incrível, mas, também, é possível que u'a mãe determine a profissão de um filho, a partir da gestação.

A criança, o feto em formação, tem a sua mente ávida de informações do mundo exterior, que recebe por intermédio, em grande parte, da mãe. O seu estado mental é semelhante ao de uma pessoa em profundo transe hipnótico. É como uma fita magnética virgem esperando os estímulos vibratórios, que serão gravados em forma de sons e/ou imagens, para depois reproduzi-los.

Assim como a mãe deseja determinar o sexo do filho que concebe, muitas vezes faz planos de formação profissional, para o filho que está gerando. E a mente da criança recebe essa influência e, normalmente, aceita a indicação para satisfazer a vontade da mãe, na esperança de poder nascer e ser feliz em vida expressa e composta.

Após nascido e quando chega na idade escolar o filho volta a receber as influências, agora mais fortes ainda.

E é por isso que temos muitas pessoas desintegradas profissionalmente.

Os pais não devem e não têm direito de influenciar na vida profissional dos filhos, para que maus profissionais não sejam formados.

Nas regressões que fazemos sempre encontramos pessoas possuidoras de profissões frustradas. Exercem uma profissão, mas desejariam exercer outra. Em alguns casos, essas pessoas dizem que escolheram tal profissão para satisfação dos pais.

*O Nome*

Apenas para ilustrar, narramos aqui uma causa de insatisfação e rebeldia que existiam em uma paciente, pelo fato de não ter podido escolher (dentre dois nomes escolhidos pelos pais) o seu próprio nome.

Tendo a sua idade regredida até a fase fetal, a paciente, dentre outras coisas conflitivas, narrou-nos o seguinte, quando lhe perguntamos se já haviam escolhido o seu nome: "Já, mas eles (os pais) estão brigando a esse respeito. O meu pai quer que eu seja Elizabeth e a minha mãe quer que eu seja Rosa". Então, perguntamos qual dos nomes ela gostaria de ter, e a paciente respondeu: "Elizabeth". Mas nasceu e foi registrada como Rosa... Notem que os pais esperavam uma menina e escolheram dois nomes femininos. Se o feto fosse do sexo masculino não teria outra chance senão aquela de se adaptar à vontade dos pais...

Aproveitamos, ainda, para relatar que nesta mesma regressão, quando atingiu o momento exato do nascimento, a paciente chorava baixinho. Inquirida por nós, disse: "Eu não posso nascer!... a minha mãe tem medo!..."

A questão do nome não traz muito problema de personalidade, já que a legislação permite a mudança. Assim, se crescemos com um nome do qual não gostamos e com que não nos sentimos bem, podemos e devemos trocá-lo.

*Uma regressão*
(sem hipnose)

Devidamente autorizados por uma paciente, transcrevemos uma regressão feita por ocasião do início do seu tratamento. Trata-se de um caso específico de rejeição por parte da mãe. A paciente foi levada até uma hora de vida intrauterina (início da fecundação), e a entrevista começa daí:

1 HORA DE VIDA

P — O que você é, neste exato momento?
R — Eu não sei... eu sou compridinho
P — Você tem vida, pensa?...
R — Tenho... penso...
P — Você percebe o que acontece interna e externamente?
R — Percebo...
P — Que forma de vida você é; energia ou inteligência?
R — ... ... é inteligência!...
P — Essa inteligência já possui conhecimentos armazenados ou não?
R — Tem conhecimentos...
P — Esses conhecimentos, na medida em que você nascer e for sendo conscientizado, continuarão com você?
R — ... alguns...
P — Por exemplo...

R — ... que eu tenho que viver, continua. Que existe amor, continua...

P — Já existe uma espécie de microcérebro em você?

R — Já!...

P — Onde está localizado?

R — Na cabeça...

P — E antes de você ser o que é agora, o que você era?

R — Era só energia, sem matéria...

P — Você sabe qual é o seu sexo?

R — Sei. Sou igual à mãe...

P — Você percebe tudo o que sua mãe sente e pensa?

R — Percebo... ela não quer ter um novo filho!...

P — Você, também, consegue manter esse contato com a mente do papai?

R — Eu mantenho!...

P — É tão fácil quanto o contato que mantém com a sua mãe?

R — É mais fácil...

— Com uma semana e até os primeiros quinze dias, o embrião passava razoavelmente bem, embora declarasse que sentia uma força vinda da mente de sua mãe, transmitindo um estímulo de expulsão.

## 1º MÊS DE VIDA INTRA-UTERINA

P — Como você está, agora?

R — Estou mal!...

P — Por quê?

R — Porque ninguém me quer aqui!...

P — Já sabem que você está aí?

R — Já...

P — Quem é que sabe?

R — Minha mãe.

P — E o papai já sabe, também?

R — Não!... A mamãe não quer dizer a ele, porque ela disse que não quer mais nenhum traste na vida dela... (fala com voz triste e chorosa) ... Eu tenho medo...

P — Medo de quê?

R — ... de não nascer!... (Chora)

## 2º MÊS

R — Eu estou mal, ela quer me matar... ela tomou um chá... um negócio, que parece uma coisa que tem... uma coisa que me atrapalha... está me empurrando!... Eu sofro muito!...

## 3º MÊS

R — ... estou mal... ai... ai... eu acho que vou morrer...

P — Por quê?

R — Porque ela tomou uma injeção, que o avô disse que não ia falhar... (chorando) ... não quero morrer, não!... não quero, não!...

P — O papai o que faz?

R — Ele ainda não sabe que eu estou aqui. Ela não quis contar pra ele, porque senão ela não podia me matar!...

## 4º MÊS DE GESTAÇÃO

P — Como estão indo as coisas?

R — Agora estou mais ou menos bem. Venci a mente da minha mãe. O meu pai já sabe que eu estou aqui...

P — E você sabe se o pai está esperando uma menina ou um menino?

R — É uma menina (demonstra alegria, através de um sorriso).

P — E a mamãe? Está esperando u'a menininha, também?

R — Não! Ela está querendo um menino!...

P — Então a sua mãe já aceitou a gravidez?

R — Não. Mas já que ela não teve jeito, ela quer um menino. Ela está, agora, numa igreja pedindo para que eu seja menino, porque ela veio fazer uma promessa que eu gostei muito... para o papai casar com ela... assim, ele fica junto de mim bastante...

P — E já escolherem o nome que você terá?

R — ... ela já escolheu... Roger!...

Declarou que o pai não havia escolhido nenhum nome. Demonstrou preocupação com o nome escolhido pela mãe, pois era um nome masculino.

### 5º MÊS DE GESTAÇÃO

R — Agora eu estou bem!

P — Já que a sua mãe pensa e deseja que você seja menino, será que isto irá influenciar na sua personalidade, agora e/ou depois do nascimento? Você procurará tomar atitudes masculinas?

R — Eu vou... porque se eu fizer assim, ela vai gostar de mim...

P — E como você vai conseguir agradar, também, ao papai que quer que você seja menina?

R — Eu vou ser os dois... o que eu quero é que eles gostem de mim...

## 6° MÊS DE GESTAÇÃO

R — Ai, eu tenho medo... porque eu acho que não vou nascer... o velho aqui, o avô, ele fica falando que eu vou nascer morta...

## 7° MÊS DE GESTAÇÃO

P — As coisas que a mamãe pensou e fez poderiam ter-lhe causado algum defeito físico?

R — Podia, mas é que a parte do meu cérebro que está encarregada da minha formação não foi atingida. Porque se fosse atingida no lugar que responde onde é feito o meu bracinho, aí não podia crescer... depende do pensamento da mãe atingir a parte do cérebro onde está a formação de um bracinho, uma perninha, um olhinho... aí, pode nascer bonito ou pode nascer sem...

P — Qual foi a parte do seu cérebro que os pensamentos e as atitudes da mamãe atingiram?

R — A minha inteligência...

P — Você, nessa fase de vida intra-uterina, pode influenciar o pensamento da mamãe?

R — Posso!

P — Você fez isto ou tentou fazê-lo para sobreviver?

R — Fiz!...

P — Você tem condição de saber, através da ligação que mantém com sua mãe, se ela também foi uma filha rejeitada?

R — Posso!... Ela foi rejeitada sim... pelo vô (o pai dela).

P — Seria esse fato a base para que sua mãe, também, viesse a rejeitar você?

R — Sim. O vô bateu na barriga da vó, quando ela estava dentro... e uma parte do cérebro da mamãe ficou um pouco ruim... é no lugar onde tem o sentimento que a gente vai ter...

## 8º MÊS DE GESTAÇÃO

— Eu estou bem. Eu logo vou sair daqui... ... ... A mamãe está muito fraca... ela está tomando remédio... eu estou passando bem.

## 9º MÊS DE GESTAÇÃO

P — E agora, como se sente?

R — Eu estou bem... eu estou bem! Eu quero sair!... Quando eu nascer vou querer ser como um menino para agradar à mamãe e vou querer ser igual ao papai... eu não sei... eu também quero ser uma menininha como eu sou... o papai quer que eu seja uma menina bonita...

## DIA E HORA DO NASCIMENTO

Demonstrações de esforço, ansiedade de vida expressa e composta, choro e um misto de satisfação e dor. Disse estar traumatizada, que a mãe não facilitou o parto e que jamais desejaria ter um nenê.

Devido a tudo o que os leitores já conheceram nos capítulos anteriores, já podem deduzir os traços de personalidade que acompanharam essa paciente até quanto conseguiu remover toda essa pesada bagagem adquirida durante a vida intra-uterina, durante a infância e a adolescência. Foi um caso, realmente, duro e moroso para resolver.

Todavia, a regressão já não é novidade nos sistemas de tratamento psíquico. A regressão dá-se através de um estado de profunda autoconcentração ensinado ao paciente.

Na Psicanálise Dinâmica a regressão é feita num estado consciente. Mas, por um método ou outro, o paciente terá que, auxiliado por um profissional, buscar no fundo do passado as causas dos sintomas ou problemas que afetam sua personalidade e o modo vivente.

Na Psicanálise tradicional, no entanto, só encontramos meios de busca a partir da fase de nascimento. A nosso ver, o método psicanalítico deverá adaptar-se mais à *hipno-análise*, para ser coroado de pleno êxito. E sabemos que muitos psicanalistas já utilizam a hipnoanálise com grande sucesso. A análise retrospectiva dispensa o uso da hipnose e é tão eficiente quanto a regressão hipnótica.

Foi exatamente das condições oferecidas pela hipnologia que conseguimos descobrir que a vida intra-uterina tem uma percepção que ultrapassa nossa imaginação e que, desde essa fase, já se pode comunicar com o mundo exterior. E, através dessa comunicação, podemos ajudá-la em sua formação perfeita e educar a gestante para que não lhe transmita heranças negativas.

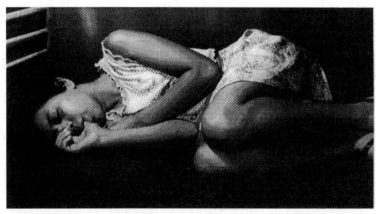

Uma criança, de 11 anos de idade, levada a regressão até a vida intra-uterina, asssume postura fetal e narra as experiências vividas desde a fecundação. **Método:** Análise Retrospectiva.

# VII
# AS EMOÇÕES E SEUS REFLEXOS

As fortes emoções devem ser evitadas durante a gestação. Especialmente no início da gravidez, quando as emoções podem até provocar aborto.

Sejam de que porte forem as emoções, elas atingem o embrião ou o feto. Os estímulos provocados pelas emoções vão fazer registro e morada na jovem mente, para mais tarde serem refletidos em atitudes e atos.

A mulher grávida deve dedicar os nove meses de gestação, na medida do possível, exclusivamente às alegres emoções causadas pela beleza da maternidade.

Precisa viver num ambiente de tranqüilidade, num clima de segurança, sem atritos, sem discussões e sem brigas.

A sua leitura deve ser ilustrativa e leve. O seu divertimento deve ser sadio e, realmente, alegre.

*Televisão*

Alguns cientistas já afirmaram que os raios emitidos pelo cinescópio do televisor são prejudiciais à gravidez, pois podem afetar e causar danos ao feto. Mas, não só os raios podem prejudicar a gestação, também o que é projetado na tela do aparelho.

A mulher grávida não deve fazer da televisão a sua diversão predileta. Não deve se amarrar às novelas de grandes enredos e sofrimentos, nem assistir aos filmes de suspense e de terror.

Lembrem-se de que todas as emoções vividas pela mulher grávida são transmitidas ao filho. Assim, as novelas ou filmes passados na televisão poderão causar medo e deturpar a mente da criança.

No mínimo, a criança sofre e se angustia durante o espaço de tempo em que a mãe está assistindo a alguma coisa que a emocione.

## Cinema

Também o cinema, como o teatro, deve ser bem selecionado. Não são recomendáveis filmes ou peças de guerra, de problemas sociais, policiais, ficções, suspenses, etc. A diversão deve ser, realmente, divertida e não emocionante. As estórias de amor e as comédias ou musicais são os filmes e as peças teatrais recomendáveis à gestante.

Sabemos que podem achar essas recomendações muito drásticas, mas são importantes para quem quer ter um filho sadio e feliz.

Pelos mesmos motivos já apresentados, não recomendamos às gestantes a visita a cemitérios, hospitais e velórios. Estes locais poderão marcar muito na vida dos seus filhos.

A grávida poderia alegrar bem o seu espírito e o de seu filho, aproveitando a gravidez para plantar e tratar de flores, criar peixinhos, desenhar ou pintar motivos alegres ou, simplesmente, dedicar-se ao enxoval do filho.

O fato de a mãe bordar ou costurar roupinhas do bebê alegra-o muito. A criança nota que a mamãe já está dedicando cuidados a ela.

Já houve caso de *regressão* em que, no estado fetal, uma paciente disse: "Eu não vejo nunca a mamãe costurar as minhas roupinhas... será que eu não vou ter roupinha para vestir, quanto eu nascer?!..."

Uma criança de onze anos de idade era muito nervosa e amedrontada. Sonhava constantemente com monstros e vampiros. Vivia por todo o tempo assustada e tinha medo de escuro.

Em regressão até a fase intra-uterina, fomos localizar a origem: sua mãe, durante a gravidez, tinha grande preferência pelos filmes de terror e se emocionava fortemente com esse tipo de filmes.

Uma mulher muito religiosa, quando grávida, visitava diariamente uma pequena e mal iluminada igreja, onde passava muito tempo em frente a uma imagem de uma santa trajada com um manto roxo e semblante triste (parece ter sito a imagem de N. S. das Dores), a quem se apegava pedindo que, por ocasião do parto, diminuísse as suas dores. E a mulher ficava bastante impressionada com a expressão do rosto da imagem. Tinha idéia de que a imagem estava viva.

Não é necessário dizer que essa senhora teve o seu filho com as chamadas dores de parto. E, um mês após o nascimento da criança, esta foi levada à pia batismal daquela mesma igreja.

Assim que a criança penetrou no interior da igreja e foi levada pela mãe até o altar daquela imagem, abriu um choro sem fim. E o choro continuou até que a criança fosse batizada e levada da igreja.

Muito tempo depois, já adolescente, a moça não conseguia entrar numa igreja, por nenhuma hipótese. Sentia-se mal, tinha medo e ameaças de vertigem.

Conhecemos essa moça e viemos a solucionar o seu problema, três semanas antes do seu casamento, pois desejava casar-se, também, religiosamente.

Aqui não vai nenhuma crítica ou condenação ao ato religioso de cada um. Apenas focalizamos o caso, para ilustrar que uma emoção que pareça ser positiva, às vezes não o é.

Notem que, no capítulo anterior, onde transcrevemos uma regressão, a ida da mãe à igreja para fazer uma promessa teve validade. Causou estímulos positivos ao feto.

Um brincalhão rapaz, que gostava de pregar sustos à sua irmã, mais tarde foi rejeitado como tio, pelo sobrinho.

A irmã estava grávida, fazia uns quinze dias, quando fora atingida por um tremendo susto provocado pelo querido irmão brincalhão. Sofreu os efeitos emocionais do susto e, através deste, teve o seu estado de gravidez confirmado pelo médico.

As medidas necessárias foram tomadas para manter a gestação. Tudo seguiu normal daí para a frente e o moço engraçado, arrependido, deixou de fazer as assustadoras brincadeiras com a irmã.

A criança nasceu. O tio ficou eufórico. Era o primeiro sobrinho. Procurou dar tudo de si para o garoto. Mas não havia jeito de este aceitá-lo. Quando o menino começou a falar, durante qualquer tentativa de aproximação por parte do tio, ele dizia: "Eu não gosto de você!..."

Todas as emoções vividas pela mulher grávida são transmitidas à vida intra-uterina, realmente.

Aproveitamos para justificar o fato de que pessoas ficam surpresas ao visitar determinado lugar e ter a impressão de que já o conhecem.

Em muitos casos, as imagens projetadas por aquele local estão registradas no inconsciente da pessoa, desde a sua fase intra-uterina. E isto não quer dizer que a sua mãe tenha, obrigatoriamente, que ter estado naquele local durante a gravidez. Poderia tê-lo conhecido através de uma foto, de uma revista ou do cinema. Talvez até através de uma leitura bem descritiva.

Não esqueçam de que a mente do seu filho, especialmente na fase intra-uterina, é como uma fita magnética virgem à espera de sons e imagens, para gravá-los e depois reproduzi-los.

É por isso que dizemos que o início da educação, orientação e formação de uma criança começa durante a gestação.

# VIII
# RESULTADO DE UMA GESTAÇÃO DIRIGIDA

Aqui narraremos todo o roteiro de uma gravidez acompanhada, dirigida e assistida pelo nosso sistema (curso de Treinamento para Gestantes, com Reeducação Mental e Comunicação Fetal) e pelo seu excelente ginecologista-obstetra.

Vale adiantar que, não fosse o perfeito entrosamento entre o ginecologista e nós, não atingiríamos os objetivos que alcançamos. Toda gestante necessita da orientação e assistência de um ginecologista.

No nosso caso, a necessidade do entrosamento com o ginecologista é fator importante, pois o sistema prevê troca de idéias e de controle à gestação. O psicoembriólogo ou psicanalista deve atuar junto com o médico, em combinação e perfeita sintonia. Os valores são somados para a obtenção de um resultado vantajoso. E o trabalho de um não desmerece o do outro.

É a união de duas ciências em busca de resultados mais práticos e eficientes que proporciona maior comodidade, segurança e tranqüilidade à gestante e ao seu filho.

A gestante poderá ser assistida, separadamente, pelo nosso *sistema* (que batizamos como *GD*), independentemente do nosso entrosamento com o médico-ginecologista, e obter quase os mesmos resultados. Todavia, o ideal e recomendável seria a assistência conjunta e sintonizada.

Tomamos conhecimento de que em um congresso de ginecologistas realizado em 1975, no Rio de Janeiro, houve a recomendação para que a mulher gestante fizesse cursos de treinamento para o parto, a fim de obter-se a diminuição dos partos *cesarianos*.

Talvez estejamos no limiar de uma nova era de conscientização sobre o preparo psíquico da mulher para exercer a maternidade com mais perfeição, segurança e naturalidade, através da união de técnicas.

Conhecemos alguns médicos (ginecologistas) que compreendem e aceitam completamente a necessidade desse entrosamento e confirmam o fenômeno da comunicação fetal. Nos Estados Unidos e na União Soviética estão utilizando a telepatia, com espetaculares resultados e efeitos.

Ora, nossa proposta é a comunicação direta, entre a mãe e o feto, aproveitando a interligação fisiológica existente, dentre outras coisas programadas para possibilitar o desenvolvimento normal da gestação e do parto.

Nossa proposta visa, sobremodo, oferecer às mães a possibilidade natural de ajudar a perfeita formação física e mental do filho que gera em seu ventre, educando-o e orientando-o a partir dessa fase de vida, para colocar no mundo uma pessoa completamente integrada.

Ao mesmo tempo, a nossa proposta é a de possibilitar, à mulher, uma gestação normal, sem nenhum problema ou sacrifício. Ajuda ao médico ter uma parturiente tranqüila, consciente e segura, o que lhe facilita o trabalho de assistente e parteiro.

Os resultados obtidos pela gestante, cuja estória focalizamos neste capítulo, foram conseguidos graças à sua total aprovação, prática e obediência ao sistema Psicoembriológico.

Antes da gravidez a futura jovem mãe era uma pessoa portadora, como tantas outras moças, de muitos problemas psíquicos. Tivemos a feliz oportunidade de ajustá-la e reeducá-la mentalmente.

Logo que notou ou desconfiou estar grávida, procurou-nos. Antes mesmo dos primeiros exames de laboratório de praxe, pelos meios psicoembriológicos constatamos o estado de gravidez, depois confirmado pelos determinados exames.

A partir deste momento, começamos a oferecer condições à futura mãe para, por si mesma, iniciar os contatos de observação e ajuda à sua filha gerada. Levada ao seu médico-ginecologista e feita a combinação de esforços entre a gestante, o médico e o psicoembriólogo, o médico traçou o seu plano de assistência e fez as indicações de pesos desejados para cada mês da gestação, o que foi religiosamente obtido simplesmente pelo sistema GD, sem dietas especiais e sem auxílio de remédios.

Devido à reeducação mental da gestante, esta não sofreu náuseas, vômitos e sialorréia, como é costumeiro acontecer durante os primeiros períodos da gestação.

Toda a gravidez transcorreu num clima de perfeita normalidade. Não houve necessidade de nenhuma complementação através de medicamentos. Todavia, por determinação própria e aprovação do ginecologista, a gestante tomou cerca de doze frascos de óleo de fígado de bacalhau e meio quilo de levedo de cerveja.

A mente reeducada e treinada da gestante supriu todo o organismo de todas as suas necessidades, apresentando excelente estado de saúde, calma e tranqüilidade.

A partir do terceiro mês de gravidez já havia aprendido e praticado a comunicação verbal e telepática com o feto, a ponto de receber a resposta sobre o sexo da criança.

Às noites, para dormir comodamente, podia comandar movimentos suaves do feto, colocando-o em posição adequada para ambos. Esses movimentos eram visíveis exteriormente e audíveis, com o uso do estetoscópio.

Mãe e filha já se afinavam perfeitamente. A comunicação era constante, alegre e feliz. A gestante pôde valorizar ao máximo todos os instantes desse convívio que antecedeu ao parto.

Na certeza de que possuía um fruto do seu amor em seu ventre e de que esse fruto era vivo e inteligente, comunicativo e feliz, achava-se permanentemente acompanhada. Dialogava com a filha, ensinava-lhe coisas bonitas, traçava planos exeqüíveis, dava-lhe informações corretas sobre a filosofia da vida e sobre a certeza do seu nascimento.

Durante toda a gravidez o feto também respondia à nossa orientação. Demonstração a esse respeito foi realizada e documentada pela Rede Globo de Televisão, para todo o País, costa a costa, pelo "Fantástico" em 1976.

Um outro obstetra amigo teve a oportunidade de constatar a comunicação do feto com a vida exterior, transmitindo-lhe estímulos mentais, com respostas através de movimentos. Dito médico chegou a afirmar que se tratava de uma criança do sexo feminino.

As nossas comunicações mentais com o feto existente no ventre dessa nossa paciente chegaram a ser possíveis, mesmo à distância. O fato foi coroado de pleno êxito, tanto para a gestante, quanto para a sua filha e para nós, como pesquisadores.

A vontade da paciente em ver a sua filha nascida foi tamanha que, no oitavo mês de gestação, teve um dos chamados "falsos alarmes". Neste momento teve necessidade de cuidados médicos e foi levada a um hospital, onde seria atendida pelo seu próprio obstetra.

No entanto, dificuldades outras não permitiram que o seu médico se deslocasse de onde se encontrava e fosse atendê-la na maternidade escólhida; um plantonista tentou assisti-la e chegou a medicá-la. Mas chegamos quase a tempo de conseguirmos pacificar a ocorrência.

Nós tínhamos tido conhecimento do falso alarme, mas como a parturiente tinha um médico para assisti-la clinicamente, preferimos, neste caso, entregá-la aos seus cuidados. Estávamos trabalhando em conjunto e, por isso, deveríamos respeitar funções. Mas, já que o médico escolhido não podia comparecer naquele momento e notando que o hospital escolhido (escolhido erradamente) não oferecia condições de segurança para uma gestante especial, tomamos a responsabilidade de solicitar e assinar a sua alta.

O plantonista do hospital (onde, segundo a nossa paciente, a parteira esbofeteava a uma parturiente pobre e INAMPSiana, na sala de pré-parto) havia aplicado na nossa dileta gestante uma injeção de Dienpax, sem autorização do médico-assistente, dopando-a, por entender que a paciente estava muito nervosa e amedrontada. Realmente, a gestante estava amedrontada e insegura, pois foi colocada na sala préparto, pelo plantonista, e considerada incomunicável com as pessoas (familiares) que a levaram até aquele hospital.

Com nossa intervenção, em apenas três minutos (sic) conseguimos eliminar os efeitos da droga e trazer a paciente ao equilíbrio emocional.

Efetuamos, nessa noite, em seguida à alta do hospital e, ainda, no percurso de volta ao lar, uma aplicação Psico-Relax, no interior do carro que nos transportava e ordenamos a situação.

Uma pequena perfuração na bolsa foi cicatrizada em menos de vinte e quatro horas, sem uso de remédios. No dia seguinte a paciente foi levada ao médico e foi constatada a solução dada ao problema.

As causas desse incidente foram justificadas pela grande vontade de que a criança nascesse logo. A amizade feita entre mãe e filha durante a gestação teria apressado um mútuo conhecimento pessoal, além de certas pressões de ordem social e familiar que vinha sofrendo a parturiente.

A nossa gestante, conscientemente, desejava que a criança nascesse antecipadamente (antes da data esperada, por cálculos, pelos seus familiares), com o objetivo de resguardar a filha de certas reações previstas e esperadas.

Esta ocorrência seria o ponto destoante de todo nosso trabalho e do trabalho do ginecologista, se não tivéssemos conseguido remover as idéias, até certo ponto justas, da gestante de apenas dezessete anos de idade, e oferecido a ela reais condições de segurança.

Resolvido o impasse, a gestação continuou sob controle e sem perigo.

Talvez esses fatos não devessem ser relatados, mas achamos que são significativos e ilustrativos e servem como exemplo para outras gestantes e às suas mães, noras e irmãos...

Os problemas sociais dirigidos a uma gestante (especialmente jovem, como a que aqui focalizamos) podem lhe acarretar problemas muito mais sérios do que os que reportamos. Essas pressões e proibições ameaçadoras podem até provocar um estrangulamento no parto e, no mínimo, transformar um parto normal em um parto cirúrgico (cesariano), quando a parturiente tem, clinicamente, todas as reais condições de normalidade.

Em conjunto com o nosso sistema e a orientação médica, a gestante efetuou ginástica apropriada e exercícios respiratórios, aplicações Psico-Relax mais constantes, bem como visitas ao consultório médico. O andamento da gravidez esteve em completo equilíbrio. O feto, através da comunicação, assegurou que estava em condições perfeitas e esperaria a data exata para o seu nascimento.

Peso controlado, de acordo com a solicitação médica, até a data do parto. Desnecessidade de medicações e regimes. Somente assistência clínica e psicoembriológica.

Durante as contrações a partiruente sorria, enquanto executava os exercícios respiratórios, o que causava surpresa à parteira e às enfermeiras do novo e recomendável hospital escolhido.

Durante o trabalho de parto, a nossa focalizada foi muito observada e visitada por vários médicos da equipe, sendo por todos tratada com muito carinho e atenção. Era o primeiro caso de uma gravidez totalmente dirigida psico-embriologicamente e com resultados surpreendentes.

Todo o comportamento da parturiente foi excepcional até o parto e posteriormente.

\*\*\*\*

E a criança nasceu! A nossa experiência foi muito valorizada. Conseguimos vencer a tudo e causar um parto sem dores e sem traumas. Uma criança sadia, alegre e feliz chegou ao mundo, ainda que problemas imprevistos de ordem familiar e social tivessem tentado perturbar a tranqüilidade e a segurança que havíamos conseguido proporcionar àquela gestante.

Narramos este caso com todos os detalhes, inclusive com os imprevistos, para demonstrar que uma gestação bem planejada e assistida pode vencer todos os obstáculos.

A recuperação da nova mamãe também foi rápida e surpreendente. Dois meses, apenas, foram suficientes para a completa reabilitação da paciente.

E a interligação mental da mãe com a filha continua satisfatória. A criança apresenta grande desenvolvimento mental e físico. Foi fartamente amamentada e toda e qualquer possibilidade de registros traumatológicos ou de complexos fora prontamente apagada.

Vale dizer que continuamos assistindo e acompanhando o desenvolvimento da criança, pois esse foi o caso-padrão da prática das nossas pesquisas no maravilhoso mundo da vida intra-uterina.

Já se havia descoberto que o feto, a partir do segundo mês e quinze dias, recebia estímulos exteriores e gravava tudo, pela percepção extra-sensorial, mas ainda não se tinha conhecimento, nem teórico, de que o feto, também, poderia emitir estímulos e contatar com o mundo exterior, através dos sentidos da mãe.

A gestante que focalizamos foi o veículo dessa comprovação. Vários anos de estudos e experiências trouxeram-nos a satisfação desses resultados, que doamos como contribuição à ciência, para a realização e revalorização da maternidade e felicidade para as próximas gerações.

## SEGUNDA PARTE
### (Prática)

**NOTA:** Se a leitora gestante quiser obter os reais efeitos do *Relaxamento Dirigido*, apresentado no Capítulo 10, não deverá lê-lo. Esse tipo de relaxamento deverá ser lido pelo esposo, que o porá em prática, conforme instruções.

# IX
# SISTEMAS DE RELAXAMENTO

Na impossibilidade de poder ministrar o treinamento de per si às gestantes que lerão este livro, vamos fornecer alguns métodos de relaxamento físico e mental, que servirão como preparações básicas para induzir a gestante ao próximo contato mental ou verbal com o seu filho, ainda na vida intra-uterina, e reeducar a sua mente.

*Reflexão*

O primeiro tempo será de isolamento, durante dez ou quinze minutos diários, durante uma semana, para entrar num perfeito estado de reflexão.

Este ensaio visa a conscientizar a mulher de suas próprias qualidades. Refletir sobre tudo o que aconteceu e o que está acontecendo e que a levará à concretização da plenitude da maternidade.

Deve, mesmo, assumir um estado de sublimação. Encher-se de glória, pelo fato de estar grávida e saber que está gerando uma nova vida em seu interior e que essa vida depende demasiadamente de si.

Nesses momentos de reflexão, a gestante faz uma autoanálise, conscientiza-se do que está processando e imagina os mais belos quadros da maternidade.

Para realizar bons momentos de reflexão, deve deitar-se confortavelmente num ambiente isolado e bem arejado, em silêncio. E, durante esse pré-relaxamento, deve passar as mãos sobre a barriga, demonstrando carinho e amor ao filho que ali se está formando.

Nesta fase ainda não haverá diálogo. Só demonstração de afeto, de aceitação, de realização e felicidade.

*89*

Exemplos de alguns pensamentos para o momento de reflexão:

"Que bom que eu esteja grávida!... Fiquei muito feliz, quando os exames confirmaram este meu estado. Com os conhecimentos que adquiri, estou consciente de que, a partir da fecundação, já exerço a maternidade. Já estou mãe e estou realizada com isto. Sei que no meu ventre uma nova vida se está formando, perfeita, sadia e feliz. Eu estou pronta a dar tudo de mim, para que esta gestação transcorra facilitada. E brevemente, terei meu filho nos braços, amamentando-o. Seja qual for o sexo, é o fruto de todo o meu amor. Hoje completam (quantidade de dias) que estou grávida e o meu filho está evoluindo em formação perfeita e em tamanho.

O meu marido também está muito alegre. Ele não conseguiu esconder a emoção quando soube da notícia de que eu estava grávida.

Já terei que começar o enxoval, bordar as camisinhas, fazer os sapatinhos, pensar na escolha de um berço, etc.

Que bom que brevemente teremos mais um elemento da família em nosso ambiente. Isto vai alegrar muito a nossa casa e a nossa vida!"

Mesmo após o período de reflexão que propomos aqui, esses pensamentos devem estar sempre presentes na mente da gestante, não como frases decoradas, mas como verdadeiros sentimentos.

A responsabilidade de trazer ao mundo uma criança perfeita, feliz e bem aceita, deve estar sempre presente.

*Relaxamento A*

No ambiente mais tranqüilo e silencioso do seu lar, deitada, sob pouca luz, a gestante fará alguns exercícios respiratórios rítmicos (caso não os conheça, valer-se de algum livro de ioga). Depois. fechará vagarosamente os olhos. Para evitar que a mente seja ocupada por vários pensamentos deverá concentrar-se nos movimentos respiratórios e. em seguida, quando já estiver razoavelmente relaxada. concentrar-se na ponta do dedão de um dos pés (direito ou esquerdo, sendo que deverá dirigir a concentração durante dez ou quinze minutos a cada um dos pés). Durante tal concentração observará que o "dedão" pulsa e. cada vez mais. claramente.

Nas primeiras vezes é possível que não se note bem a pulsação. Mas. com a seqüência de exercícios. esse registro será facilmente observado.

Depois do objetivo alcançado (a pulsação dos pés). torna-se mais fácil observar o mesmo acontecimento com outras partes do corpo. Experimentem e exercitem.

Este método não só causa um gostoso relaxamento geral (e o perfeito relaxamento mental e físico proporciona boa gestação) como reeduca a mente da gestante e desperta o seu poder de concentração e percepção.

Estes exercícios de relaxamento e concentração devem ser iniciados no primeiro mês da gestação. e a sua continuidade vai proporcionar. mais tarde. um contato consciente com o feto. com o que poderá educá-lo. dirigi-lo e prepará-lo para a vida exterior.

Se a mulher. mesmo antes de ficar grávida. praticar estes relaxamentos. quando estiver gestante conseguirá praticar o nosso sistema com muito mais facilidade e perfeição.

*Relaxamento B*
Este obedece ao sistema conhecido como relaxamento-autógeno. Embora não o empreguemos no nosso método de assistência direta à gestante. esse tipo de relaxamento é. também. muito eficiente. Por isso. resolvemos recomendá-lo às leitoras.

Este relaxamento consiste no seguinte: ambiente tranqüilo, com pouca luz, confortavelmente deitada em posição reta, fazer exercícios respiratórios (cinco vezes, mais ou menos), fechar vagarosamente os olhos e dizer, mentalmente (pensando e não falando):

"Eu!... Eu... Eu sou!... Eu... Eu estou!... Eu... Eu estou calma e tranqüila! Eu estou calma e tranqüila... Sinto-me calma e tranqüila!... Sinto-me calma e tranqüila!..." (repetir várias vezes e em ritmo, esta última frase).

Quando se sentir, realmente, bem relaxada, calma e tranqüila, começar a dizer, da mesma maneira, as seguintes auto-sugestões:

"O meu corpo está cada vez mais relaxado, descansado e frouxo!... Sinto-me calma e tranqüila!... Sinto-me calma e tranqüila!..."(Sempre após cada nova sugestão, repetir a frase "sinto-me calma e tranqüila"!).

"A minha perna direita está pensando!... A minha perna direita está pensando!..." (Cada nova sugestão deve ser repetida duas ou três vezes).

"A minha perna direita está *pesada*!... (três vezes)

"Sinto-me calma e tranqüila!... (duas vezes)

"A minha perna esquerda está pensando!...

"A minha perna esquerda está *pesada*!...

"O meu braço direito está pensando!...

"O meu braço direito está *pesado*!...

"O meu braço esquerdo está pensando!...

"O meu braço esquerdo está *pesado*!...

"Os meus braços e as minhas pernas estão, cada vez mais, *pesados*!...

"Sinto uma agradável temperatura nas minhas costas!...

"A minha circulação está sendo processada regularmente!...

"Respiro serena e profundamente!... Todos os meus órgãos funcionam perfeitamente!...

"Sinto-me bastante segura e capaz!...

"Neste estado de relaxamento reconquisto e renovo as minhas energias!...

"Sinto-me em perfeito equilíbrio! Sou calma, tranqüila, alegre e feliz!...

"Agora, que estou suficientemente relaxada, desenvolvi mais o meu poder de concentração e de percepção. Cada vez que eu praticar este relaxamento, conseguirei fazê-lo com mais perfeição e eficiência!...

"Sinto-me profundamente calma e tranqüila e manterei este estado de espírito, durante todo o dia!...

"Agora, espreguiço todo o meu corpo (espreguiça), abro os olhos e levanto-me. O meu corpo está leve e cômodo!"(Abre os olhos e levanta-se).

Dentro desse critério, a pessoa poderá criar outros tipos de sugestões, de acordo com suas necessidades. Por exemplo: sugerir o desaparecimento de náuseas, peso, ativar a digestão, eliminar varizes em formação, etc.

Muito importante é fazer as afirmações com muita força de vontade e fé (como se faz um pedido através de preces). Fromm, ilustre psicanalista norte-americano, diz que a Psicanálise é uma religião e que o psicanalista é o médico da Alma.

Nas auto-sugestões não pode ter dúvida. Porque, de fato, as auto-sugestões têm efeitos imediatos. E é por causa das auto-sugestões *negativas* que precisamos dos psicanalistas e psicólogos para removê-las com reposição de sugestões *positivas*.

Um perfeito relaxamento, não importa o método, é um estágio de hipnose. Hipnose não é mistério. É um estado de espírito. É uma superconcentração da mente. É um recolhimento do Consciente, para que o Inconsciente se expresse e possa contatar, informar e receber informações diretas, sem a filtragem do primeiro.

A hipnose não pode oferecer nenhum prejuízo. Antes de Cristo, durante a vida de Cristo e até os nossos dias a hipnose é largamente praticada e, até hoje, ninguém registrou qualquer efeito negativo provocado pelo estado hipnótico.

Ao contrário, a hipnose é, muitas e muitas vezes, o único veículo capaz de resolver sérios problemas psíquicos. Assim, os relaxamentos são semelhantes a estágios hipnóticos (auto-hipnose). E o que sugerimos de bom, nesse estado, tem franca acolhida pelo inconsciente, que registra, guarda e executa. O estágio, na verdade, é *alfa* e *teta*.

Relaxe sempre e aproveite esse estado para fazer autosugestões positivas. Elas removem as informações de herança que escravizam e fazem sofrer o espírito.

*Relaxamento C*

Deitar-se comodamente, em posição reta, em ambiente calmo, com pouca luz e muito silêncio. Fazer exercícios respiratórios e fechar lentamente os olhos.

Se você já fez a seqüência anterior (A e B), este relaxamento será obtido com mais facilidade.

Após uns quinze minutos de relaxamento, mentalize o seguinte quadro colorido: uma paisagem muito calma e tranqüila, com grama verde, um belo e sereno lago, céu límpido, árvores coposas, flores e um horizonte azulado. O sol estará por trás das árvores. Depois de mentalizá-la com perfeição e todos os detalhes, projete-se (entre na paisagem) e faça parte integrante da paisagem. Coloque-se sobre a grama e sinta a agradável brisa do ambiente, com uma temperatura amena e gostosa. Respire o ar puro e fique ali por meia hora, mais ou menos.

Quando você conseguir passar para dentro da paisagem diga, mentalmente, que permanecerá ali somente pelo prazo de quinze minutos, apenas.

Depois de alguns minutos notará que o Sol se movimenta na sua trajetória e vai escondendo-se no horizonte, deixando o céu e o lago cinzentos e as árvores em silhuetas. O ambiente escurece e torna-se convidativo ao sono e ao descanso.

Neste ponto você poderá resolver se deseja dormir, realmente, aproveitando o excelente relaxamento ou espreguiçar-se fortemente e sair do quadro, abrindo os olhos.

Todos os relaxamentos aqui propostos devem ser repetidos várias vezes. A leitora, depois do treinamento, escolherá um ou dois tipos destes relaxamentos para praticá-los diariamente.

Com a continuidade destes relaxamentos a leitora estará, também e principalmente, treinando a mente e despertando as suas forças latentes.

Pelo sistema C, mais tarde você poderá realizar viagens espetaculares. É só uma questão de criatividade e imaginação.

Exercitando bem o sistema C, poderá mentalizar o feto e vê-lo em evolução. Transmitir-lhe amor e falar coisas bonitas. Experimente!

*Relaxamento D*

Este método é especial para remoção das heranças informativas, para jogar fora os medos, os complexos e a insegurança.

Pratique exercícios respiratórios, deite-se confortavelmente. Feche os olhos vagarosamente. Diga mentalmente que está calma e tranqüila. Repita a frase por várias vezes. Sinta-se gostosamente relaxada. E, depois de dez minutos de relaxamento, imagine uma escada na posição em que possa descê-la.

Desça a escada até o final. Encontrará uma porta. Abra-a. Você estará entrando num porão. Este *porão*[1] é o retrato do seu Inconsciente.

O ilustre psicanalista Frank S. Caprio, norte-americano, em uma das suas obras de orientação popular, diz que o nosso Inconsciente é como um porão, onde guardamos todas as coisas praticamente imprestáveis...

Pois bem. Lá está o seu porão. Verá todos os acontecimentos vividos desde a sua infância, ali projetados em forma de símbolos. Quadros, malas, livros, jarros, guarda-chuvas e outros objetos. Repare em cada um desses objetos e encontrará as traduções, através da lembrança, usando o seu "banco de memória"[2]. Isto é uma auto-análise.

Na medida que for traduzindo símbolos que refletem negativamente em sua personalidade e formação, abra a grande janela que existe no *porão* e vá atirando fora os objetos que significam medo, insegurança, tristeza, doenças hereditárias, etc. Depois, faça uma forte limpeza em todo o *porão*. Deixe-o brilhando e bem iluminado (se for escuro coloque lâmpada. A imaginação ajuda e facilita tudo. Se for frio, instale um aquecedor, etc.).

Em seguida, saia do *porão* fechando a grande janela e a porta. Suba a escada (note se a escada é a mesma ou melhorou!). Faça visita ao seu *porão* várias vezes até ter a certeza de que não resta mais nenhum símbolo desagradável. Renove as coisas, mude os móveis por novos e modernos.

---

1) Um dos métodos da Psicanálise Dinâmica, do mesmo autor.

2) Termo que o autor usa para identificar a parte da mente que guarda as Heranças Informativas (HI).

Enfeite-o com uma bela decoração. Ponha coisas que signifiquem alegria, paz, tranqüilidade e segurança.

Assim, conseguirá praticar a remoção de todas as coisas negativas e irreais que estavam em seu Inconsciente. Claro que com o auxílio de um psicanalista ou psicoembriólogo esta tarefa é mais fácil e mais cômoda. Mas, caso você não tenha a possibilidade de contar com os serviços de um profissional, pessoalmente, esta nossa indicação é uma das mais eficientes para auto-análise e solução de problemas psíquicos.

## COMUNICAÇÃO COM A VIDA INTRA-UTERINA

Na primeira parte deste livro relatamos as nossas experiências adquiridas através de mais de 1.000 regressões de idade, o que nos possibilitou catalogar os sintomas causados por recalques, traumas e complexos adquiridos e formados ainda na vida intra-uterina dos pacientes.

Foram os resultados dessas pesquisas que nos levaram a sondar a comunicação com a vida fetal, durante a gestação, com o objetivo de reabilitar o necessário equilíbrio psíquico do feto ou não permitir tal desequilíbrio, através de um diálogo entre mãe (gestante) e filho (feto) desde a fecundação.

Nos casos em que fomos assistente, a comunicação foi triangular, entre mãe, filho e terapeuta, o que é mais recomendável e eficiente.

Quando a gestante entra em contato telepático com o feto, transmite-lhe, de corpo presente, todo o seu amor e carinho (coisas que ele necessita muito, para evoluir em paz e segurança). É neste ato que a mãe pode apagar da mente do feto as emoções negativas que ele recebe do mundo exterior, via mente materna.

Essas emoções traumatizam o feto. O trabalho da mãe ou da mãe e do terapeuta (ou ainda do *monitor*) é justificar as emoções negativas, removendo-as da mente do feto. Por exemplo: aconteceu qualquer desentendimento entre a gestante e o esposo e este foi um tanto grosseiro. As palavras grosseiras do pai para com a mãe não foram bem recebidas pelo feto (filho), criando-lhe dúvidas e, às vezes, insegurança. Cabe à gestante, no momento da comunicação telepática ou verbal, falar com o feto justificando a atitude do marido (pai) e/ou a dela, também dizendo: — "Filho, o acontecimento de hoje, quando o papai e a mamãe discutiram, não foi nenhuma briga. O papai e a mamãe se amam muito. Isso só aconteceu porque o papai estava um pouco cansado do serviço e ficou um tanto irritado. Foi só isto, mas já acabou. Agora está tudo normal. Essas coisas acontecem e você não deve levar em conta. O papai é um homem muito bom e um excelente marido. Eu amo muito o papai e quero que você também o ame!"

Assim, como neste exemplo, a gestante deverá sempre justificar e apagar todos os efeitos emocionais negativos vividos no dia-a-dia. É como uma prestação de contas diárias, que se faz a uma mente em formação e necessitada de informações.

Enquanto a criança está sendo gerada ou evoluindo no ventre, está recebendo informações sobre a vida exterior, para aprender a viver no novo mundo aonde vai chegar.

Façamos de conta que temos um filho que vai viajar, pela primeira vez, para um outro país que já conhecemos, e temos a obrigação e a satisfação de orientá-lo sobre a língua, os costumes e as normas daquele local, para facilitar ao máximo a sua adaptação e para que essa viagem seja feliz e proveitosa.

Um outro filho que faça a mesma viagem, mas sem orientação, vai encontrar muita dificuldade e é capaz até de ficar decepcionado com o local para onde foi, viver ali em insatisfação e complexos e voltar sem o sabor do gozo desse passeio.

Foi isso que descobrimos em nossas pesquisas. E foi por isso que elaboramos a metodologia da comunicação fetal, utilizando a reflexologia, o relaxamento e a superconcentração.

E estamos plenamente satisfeitos com os resultados obtidos. Gostaríamos de que todas as mães experimentassem e praticassem essa comunicação para beneficiar os seus filhos e contribuir para a eliminação dos delinqüentes, dos revoltados, dos marginais, dos viciados e dos neuróticos.

\*\*\*

NOTA - O próximo Capítulo (10) não deve ser lido pela gestante. Quem deve lê-lo é seu esposo, pois ele vai servir de *monitor* do método de *relaxamento dirigido*.

A leitura desse Capítulo, pela gestante, poderá reduzir o efeito previsto e não conquistar os benefícios programados.

Portanto, se quiser receber os benefícios do método, não seja *curiosa*. Peça ao marido que leia o Capítulo seguinte e aplique-o.

Depois de todos os métodos de *relaxamento dirigido* terem sido aplicados, você poderá lê-los à vontade.

Boa sorte!

# X
# RELAXAMENTO DIRIGIDO

Lembramos aqui que, no campo psíquico, só existe autocura. O psicanalista ou o psicoterapeuta não realizam curas. Os profissionais desse gênero são reeducadores e orientadores do paciente. Eles estudam e traçam um roteiro para o paciente sair de um estado indesejável e atingir a sua verdadeira e correta meta. Se o paciente quiser seguir a direção mostrada, tudo bem!

O nosso trabalho consiste em estudar o problema de situação do paciente e traçar o seu mapa, o seu roteiro. Se ele seguir corretamente, temos a certeza de que chegará rapidamente à solução, sem dificuldades e sem atropelos, pois os caminhos traçados são os mais fáceis e curtos.

Se ainda não tiver um profissional para a orientação psíquica da gestação, transforme o seu esposo num *monitor* do sistema que vamos transmitir. Uma voz masculina, neste caso, é muito importante. E sendo a voz do pai, melhor ainda!

### Primeiro Método

Ele deverá preparar a seguinte sessão, que poderá ser gravada em fita magnética (um gravador simples) ou realizada "ao vivo" (pessoalmente). Se contar com um toca-discos, selecione algumas músicas suaves orquestradas (Ex.: "Música Para Concentração" e outras desse gênero). Um sofá ou a própria cama, pouca luz e ambiente bem silencioso.

Assumindo, com seriedade, a posição de monitor, o esposo mandará que a gestante se deite confortavelmente, faça algumas respirações rítmicas e feche vagarosamente os olhos. Coloca a música suave, com tonalidade grave e volume baixo. Tem início a sessão:

*Monitor*: "Fulana, na medida em que você ouve esta seleção musical e a minha voz (*a voz deve ser calma e segura*) vai relaxando todo o corpo! E este relaxamento é progressivo! Traz um estado de paz profunda! Bem-estar, calma e tranqüilidade! Relaxe cada vez mais!"

(Este texto deverá ser repetido duas ou três vezes)

"Agora, para ajudá-la a atingir um relaxamento mais profundo ainda, vou contar, vagarosamente, de 1 até 20, e na medida em que eu conto o relaxamento vai ficando mais profundo e agradável!... 1, 2, 3, 4, 5, 6, ... ..."(segue contando até 20).

O monitor notará, pela respiração da gestante, se o relaxamento está atingindo profundidade ou não. Se a respiração for suave e rítmica, o relaxamento está alcançando a sua meta. Se a respiração não for ainda suave, repetir a primeira fase e a contagem, dizendo: "Vou contar mais até dez para ajudá-la a aprofundar mais o relaxamento". Segue com o comando:

"A sua respiração, agora, é serena e profunda. Você vai ficando cada vez mais calma e relaxada. Profundamente relaxada!

"Todos os seus órgãos funcionam normalmente! A circulação é perfeita... o sangue está sendo bem oxigenado! Este relaxamento proporciona que a gestação se desenvolva normal e corretamente!

"Você se sente cada vez mais segura, calma e tranqüila e aprofunda mais o estado de relaxamento!

"Você está recuperando as energias e revitalizando todo o corpo!

"E a gestação está transcorrendo muito bem. Tudo corre bem!

"Você está gerando uma linda e perfeita criança em seu ventre!

"Essa criança vai nascer muito feliz e trará muita felicidade para todos nós!

"O parto será fácil e normal! Você tem todas as condições para um parto normal!

"Registre isto em sua mente: não há dores antes nem durante o parto! Tudo não passa de informação negativa! A sua mente já não aceita ou guarda informações negativas! Contrações não são dores! Logo, o nascimento do seu filho trará satisfação e felicidade!

"Continue relaxando cada vez mais! Você vai sentindo um profundo estado de paz e descanso! Você está muito calma, segura e tranqüila, agora!

"O ser criado em seu ventre está muito feliz também! Vocês dois estão intimamente ligados!... Este relaxamento ajuda a gestação!"

(Pausa de um minuto e continua lendo o presente roteiro, sempre com voz calma, segura e rítmica)

"Relaxe mais!... Assim. Muito bem!...

"Lembre-se e registre: o parto não causa dores! A gestação é uma das coisas mais belas na mulher! A gestação não lhe traz incômodo! Você está cada vez mais feliz e bastante alegre! Você vai ser mamãe brevemente! Tudo vai transcorrer maravilhosamente bem!

"Sempre que você entra neste estado de relaxamento consegue suprir todo o organismo de todas as suas necessidades e oferecer melhores condições de progressão ao seu filho!

"Quando você terminar este exercício de relaxamento, estará muito mais calma e segura! Notará que tudo está transcorrendo muito bem! Sentirá uma grande dose de felicidade! E, como você está permanentemente ligada com o seu filho, transmitirá esse estado de felicidade a ele!"

(Fazer outra pequena pausa e prosseguir, sempre com a voz compassada)

"Agora que você já está bem relaxada, calma, tranqüila e bastante segura e feliz, note que já sente a ligação de mente a mente com o seu filho!... Envie-lhe pensamentos de alegria e paz! (Pausa)

"Diga-lhe que você está muito feliz e que ele vai nascer brevemente! Diga-lhe que o papai, também, está muito contente com a vinda dele! (Pausa) ... Muito bem! Você está obtendo grande sucesso!

"Agora, respire fundo!... Você está completamente bem relaxada e permanecerá sempre assim!... Contarei até cinco e você sairá deste transe, mas continuará sempre bem relaxada, calma, segura e alegre!... E da próxima vez que praticarmos este relaxamento você obterá mais sucesso ainda. O relaxamento será mais rápido e mais profundo!

"Agora, vou contar e você despertará: ... 1, 2, 3, 4, 5!"

Se a parturiente não atender à ordem de contagem, para despertar, pois poderá ter entrado em sono (e, se isto acontecer, será ótimo), o monitor repetirá a ordem "EU AGORA VOU CONTAR ATÉ CINCO E VOCÊ DESPERTARÁ BEM CALMA E TRANQÜILA!" (conta até cinco).

E, se ainda assim não despertar, não tenha receio. Ela entrou em sono profundo e isto é melhor ainda. Sugira-lhe que o sono está diminuindo, diminuindo e que agora quando contar até cinco ela acordará completamente.

O monitor não deve ficar nervoso e preocupado caso a gestante não desperte imediatamente. Mesmo que o relaxamento se tenha transformado num profundo sono hipnótico, isto não oferece nenhum perigo e ninguém dormirá eternamente. Se não houver resposta à segunda tentativa aqui ensinada, pode deixá-la dormindo. Não ultrapassará a uma hora e ela acordará muito tranqüila.

O que pode acontecer é que o relaxamento foi bem feito e houve uma transição para hipnose. Neste estado ela se sentiu muito bem e talvez tenha contatado mentalmente com o filho e achou isto maravilhoso e quis permanecer um pouco mais nesse contato. É só.

Este tipo de relaxamento dirigido deve ser feito uma ou duas vezes por semana até o segundo mês de gestação.

Depois será mudado para outro tipo, pelo qual a gestante já fará uma comunicação com a vida intra-uterina mais eficiente.

### Segundo Método

Este segundo método já é mais avançado. Também deve ser realizado pelo esposo, seguindo o mesmo preâmbulo do primeiro.

Deve ser aplicado depois de se terem obtido resultados bem positivos com o primeiro método. Com três ou quatro vezes de aplicação do método anterior, notar-se-ão os resultados, perguntando à própria gestante sobre os efeitos. Ela dirá se o relaxamento foi profundo ou médio e se, em algum tempo, perdeu a consciência ou não.

Quanto mais profundo for o relaxamento, melhores os resultados. Todavia, lembramos ao *monitor* (esposo) não incluir nada além do que está escrito em nossos textos.

A preparação para este segundo método é a mesma do primeiro: ambiente calmo, com pouca luz, música suave e com pouco volume, etc. A voz do monitor deve ser sempre pausada, serena e segura, valorizando bem as sugestões e as palavras principais.

Texto

"Fulana, esta seleção musical e a minha voz a levarão a um profundo relaxamento!... Relaxe profundamente!... Para ajudá-la, vou contar até 20, pausadamente, e, na medida em que eu vou contando, você vai alcançando um relaxamento cada vez mais profundo!

"Este relaxamento proporciona condições excelentes de saúde e bem-estar!... Vá aumentando-o na medida em que eu conto... 1, 2, 3, 4, 5, 6, 7, ... ... ... (segue contando lentamente)".

"Agora, responda-me: o relaxamento é profundo ou médio"? (Dependendo da resposta, o *monitor* repetirá a contagem ou não)".

"Muito bem!... Mantenha esse grau de relaxamento até que eu dê instrução contrária".

"Tudo, tudo está transcorrendo muito bem com você! Todas as vezes que você entra neste estágio de relaxamento conquista mais calma, paz, segurança, saúde, energias, forças e muita felicidade"!

"O seu estado de gestação está se processando satisfatoriamente"!

"Brevemente você vai dar à luz uma linda e sadia criança"!

"Essa criança vai nascer dentro de toda normalidade! Vai ser um parto muito belo e significativo, pois será pelo parto que você trará o seu filho à luz"!

"Agora que você já sabe que o parto é um acontecimento normal na mulher e que não cria nenhum prejuízo, você está cada vez mais segura de que todas as outras informações herdadas eram completamente erradas"!

"O seu (o nosso) filho está evoluindo bem! Você está conseguindo oferecer-lhe tudo de que ele necessita. E a ligação entre vocês é cada vez mais sentida"!

"Relaxe mais um pouco e entre em superconcentração!... ... ... Assim! Muito bem!... Estamos alcançando sucesso! Você é maravilhosa"!

"Agora, ligue-se mais ainda com o seu (nosso) filho! Ligue-se mente a mente com ele!... Vou contar até três, para essa ligação ser perfeita: 1... 2... 3... Pronto. Agora você está diretamente ligada com o seu (ou nosso) filho"!... ... ..."(pausa para notar se a gestante esboça sorriso ou algum sintoma de satisfação e alegria. Caso isto aconteça, seguir a leitura do texto, caso contrário perguntar-lhe se está realmente ligada com o feto, mentalmente. Se a resposta for negativa, parar a sessão aí, dizendo-lhe que vai contar até cinco, para encerrar o treinamento. Contar e mandar que abra os olhos, como no método anterior. Mas se a gestante confirma que sente ou nota a ligação das mentes, prosseguir o texto").

"Como está ele ou ela"?

... ... ... (se a gestante der alguma informação que deixe dúvida, o *monitor*, sem comentar com a gestante, deverá levá-la ao ginecologista para uma averiguação e, em seguida, caso nada seja constatado pelo ginecologista, ao psicoembriólogo ou a outro profissional qualificado para tratamento psíquico. Isto porque aqui não podemos transferir todos os nossos conhecimentos e técnica profissionais ao *monitor*. Ele é, apenas, um veículo-executor de uma síntese dos nossos sistemas de treinamento de gestantes e da comunicação fetal. No caso de dúvidas, afirmar que o problema será solucionado a tempo e a contento e encerrar a sessão, do modo já ensinado. Mas, se tudo transcorrer bem, prosseguir a sessão.)

"Diga-lhe da nossa satisfação, que vai nascer em total segurança na época prevista, que será sempre muito feliz e sadia, que você está muito contente e passando muito bem!... ... ... (pausa)".

"Agora que você está contatando bem com o seu filho, vou deixá-los por alguns instantes em comunicação mental. Aproveito para transmitir-lhe uma orientação correta. Conversem e demonstrem todo o grande amor que existe entre vocês"!...

Neste ponto o *monitor* dá mais ou menos uns cinco minutos, na primeira aplicação, e cerca de 10 a 15 minutos nas vezes subseqüentes. Depois da comunicação, com a gestante ainda em relaxamento, perguntar sobre o diálogo e as experiências vividas com essa comunicação.

Após o tempo proposto, o *monitor* volta ao texto, sempre com voz suave e pausada:.

"Agora, você já fez o contato suficiente para a sessão de hoje. Mantenha a ligação normal com o seu filho. Outro dia voltaremos à mesma experiência e você terá oportunidade de conversar mais com ele. Ele agora precisa descansar".

"A partir de hoje, mesmo fora deste *relaxamento dirigido*, quando você, mesmo sozinha, fizer um exercício respiratório e uma concentração dirigida ao seu ventre, conseguirá manter contato semelhante e poderá demonstrar todo o seu amor, carinho e cuidados para com o seu filho. Você falará com ele e sentirá, através da percepção, as suas respostas. Isto tudo é maravilhoso!... Cada vez que você falar com ele poderá começar a ensinar-lhe as coisas belas da vida. E cada vez mais esse contato, tanto verbal como mental, entre vocês dois será mais fácil e eficiente"!

"Agora, encha-se de forte dose de felicidade, tranqüilidade, ternura e amor"!... ... ... (pausa)

"Vou contar até cinco, para você sair desse benéfico transe. Você esteve muito bem! Parabéns!... 1... 2... 3... 4... 5"!

Este tipo de relaxamento dirigido deverá ser realizado regularmente, uma ou duas vezes por semana, até o quarto ou quinto mês de gestação.

O *monitor* (esposo) deverá dar conhecimento ao ginecologista a respeito desse trabalho que está executando. É possível que ele queira dar uma olhada neste livro. É bom o entrosamento do ginecologista com o nosso método. Assim, o *monitor* poderá receber orientação sobre necessidades da gestante. Por exemplo: controle de peso!

Nós acompanhamos uma gestante, cujo peso o ginecologista pediu-nos que controlássemos, de forma que até o dia do parto ela não tivesse mais de 66 quilos. Através de simples sugestões e dizendo-lhe da necessidade e da comodidade de manter o peso solicitado pelo médico, obtivemos o resultado desejado. No dia do parto, a gestante tinha exatamente 66 quilos.

Assim, caso o médico faça indicação, o *monitor* poderá acrescentar ou intercalar ao nosso texto o seguinte:

"O Dr. Fulano compreende que você tem necessidade de controlar o peso. E você tem essa capacidade mental para atendê-lo. Assim, até tal mês da gestação você terá ... quilos. E até a data do parto você não ultrapassará a ... quilos! Isto é muito importante para você e para a criança! Você pode e consegirá controlar o peso, fácil e eficientemente".

Esta sugestão deverá ser transmitida em todas as sessões, caso haja recomendação médica.

Por livre recreação o *monitor* não deverá acrescentar ou modificar nada neste *relaxamento dirigido*. Lembre-se de que você está realizando um trabalho muito sério, importante e científico.

Se desejar e puder manter um contato conosco, ficaríamos bastante satisfeitos. Gostaríamos, mesmo, que cada *monitor* ou gestante que praticar o nosso método nos escrevesse, dando conta das suas experiências e fazendo comentários ou consultas. Para tanto, no início do livro fixamos um nosso endereço para correspondência.

*Terceiro Método de Relaxamento Dirigido*

Para ser aplicado a partir do quinto mês de gestação até às vésperas do parto.

Este método deve ser aplicado mais vezes por semana quando a gestante atingir o seu sétimo mês. E a ambientação e os recursos são sempre os mesmos. Todas as sessões começam como a primeira aqui proposta. E na medida em que o *monitor* vai realizando as sessões, também se vai familiarizando com o sistema e obtendo sempre melhores resultados.

Texto

"Com a seleção musical ouvida junto com minha voz, você vai entrando num completo e profundo relaxamento. E a contagem de 1 a 20 que eu faço auxilia o relaxamento. Aprofunda-o mais ainda."

*Nota*: A seleção musical deve ser sempre a mesma desde o início.

Não a modifique. Não inclua novas músicas!

"Toda a sua circulação está se processando bem, normal e bem oxigenada!... Você consegue respirar bem!... Está forte e revitalizada"!

"A gestação está evoluindo satisfatoriamente. Tudo transcorre maravilhosamente! Você está sempre calma, tranqüila e segura"!

"Esta seleção musical transmite um estado de paz absoluta e relaxamento profundo com superconcentração"!

"Através deste sistema de relaxamento você consegue normalizar tudo e manter normalidade. Você está vivendo uma gravidez perfeita, o que lhe garante um parto normal e fácil"!

"A sua mente está completamente limpa de falsas informações, de medos e de traumas! A sua mente só registra e guarda informações positivas e corretas"!

"Esta série de aplicações Psico-Relax[1] desenvolve a potencialidade da mente, e sua inteligência e o seu poder de percepção"!

"Através destes relaxamentos você consegue dirigir o seu filho, orientando-o e desfazendo as falsas informações. Por isso, ele vai nascer muito feliz, sabendo que todos nós o estamos esperando, com muita alegria"!

"Você tem todas as condições, agora, para oferecer ao seu filho um nascimento livre, sem nenhum trauma de parto".

"O seu parto será normal! Você terá a dilatação necessária e suficiente, no momento do parto! Você está sendo bem assistida e bem preparada para isto! Pode ficar tranqüila! Há total segurança"!

"E, quando a criança nascer, você terá leite suficiente e de ótima qualidade para alimentá-la. Isto vai causar muita satisfação a você e à criança"!

"No momento do parto a sua mente ajudará eficientemente as contrações e provocará a dilatação necessária. E tudo isto é completamente indolor. Só as mentes mal informadas têm registro de dores de parto"!

"Registre bem, grave e guarde: Não há dores de parto! Esteja segura disto! Registre bem esta informação e o seu filho vai nascer sem nenhum problema! Não existe dor de parto e ele não quer que você sinta dores para ele nascer"!

"Você está bastante segura e tranqüila a este respeito! (Pausa)".

"Agora, entre em comunicação direta com o seu filho! Transmita-lhe todo o seu carinho maternal. Diga-lhe que o papai está muito feliz"!

---

1) Nome que demos aos métodos de relaxamento, que usamos no acompanhamento e tratamento dos nossos pacientes, na prática da nossa tese PSICOEMBRIOLOGIA e Gestação Dirigida.

*111*

"Diga-lhe que procure sempre uma posição correta no útero"!

NOTA: Se estiver obtendo um relaxamento perfeito e profundo e um contato real nesta fase poderá notar pequenos *movimentos* do *feto* . Não se assustem com isso. O feto quer ser sempre simpático e cômodo para a mamãe e deseja obter a alegria do papai.

"Agora, fique alguns minutos em comunicação de amor e ternura com o seu filho. Diga-lhe e ensine-lhe coisas bonitas sobre a vida"!

(pausa de 10 a 15 minutos)

"E, por enquanto, essa comunicação direta é bastante. Agora, deixe-o descansar".

"Aproveite estes momentos, agora, para fazer um total equilíbrio em todo o seu sistema. Supra o corpo de todas as necessidades. Controle o peso. Adquira novas energias e vitalidade (Pausa)".

"Agora, você vai despertar desse transe gostoso e benéfico, quando eu contar até cinco. Mas despertará muito alegre, leve, tranqüila, segura e bastante feliz (Pausa)".

"Vou contar ... 1... 2... 3... 4... 5! Pronto"!

Quando a gravidez atingir o meio do oitavo mês e até o início do nono, o *monitor* acrescentará ao texto desde método o seguinte:

"Agora, ligue-se bem com o seu filho e permita que ele me ouça bem claramente! (pausa e dirige-se ao feto)".

"Você está bem próximo de nascer. Fique muito calmo. Esteja seguro de que tudo está bem. Coloque-se em posição adequada ao nascimento. Coloque-se em posição correta. A mamãe quer que você nasça. Ela vai ajudá-lo muito"!

Não esqueça que qualquer problema que aconteça durante as sessões deverá ser comunicado ao ginecologista. Por exemplo: se durante uma sessão a gestante informar que o feto está mal colocado, esta informação deverá ser transmitida ao médico e a gestante deverá ir visitá-lo, para averiguação. Todavia, se o relaxamento for profundo e real, o *monitor* poderá por meio de comunicação verbal direta com o feto pedir que se acomode melhor e corretamente, para não causar problemas ao seu nascimento e nem à mamãe.

Podem estar seguros de que, se a comunicação tiver sido conseguida durante as aplicações anteriores, o feto obedecerá e os movimentos que ele fizer no útero serão percebidos.

Para que as comunicações sejam perfeitas, dependerá da boa vontade da gestante, da concentração e obediência aos métodos.

Tudo é questão de exercitar os métodos aqui apresentados, com continuidade.

*Para o Pré-Parto*

Este relaxamento é para ser feito na Maternidade, se houver tempo.

E a grande vantagem da parturiente é ter o próprio marido como monitor deste sistema. Ele estará presente.

Para que o monitor esteja calmo (o máximo possível) deverá praticar alguns dos relaxamentos autógenos existentes no início do presente capítulo. Isto será de grande ajuda, pois o monitor precisa estar calmo e seguro, para transmitir calma e segurança.

*Material*: grave aquela seleção de músicas utilizadas em todos os relaxamentos numa fica "cassete" e leve-a num pequeno gravador, para reproduzir, em baixo volume, no quarto da Maternidade.

As músicas selecionadas e usadas nos relaxamentos criaram um condicionamento para que a gestante se sinta calma, segura e feliz. Ao mesmo tempo, a seleção musical provocará relaxamento e refletirá as sugestões que foram dadas anteriormente pelo *monitor*.

*Aplicação*: Liga-se o gravador, para reproduzir a seleção musical. Observa-se a reação da parturiente. Se ela entrar em transe de relaxamento profundo, deve-se despertá-la pelo sistema já ensinado ("Vou contar até cinco e você despertará ... 1...), mas, antes de despertá-la, aproveita-se para reafirmar as seguintes sugestões:

"Agora chegou a hora do grande dia. Você está bastante forte e segura"!

"Dentro de alguns momentos o nosso filho irá nascer! Tudo está transcorrendo normal! Vai ser uma linda e sadia criança"!

"O parto será fácil! A dilatação do útero está evoluindo satisfatoriamente"!

"Você não sentirá nada anormal"!

"As contrações uterinas estão evoluindo e você não sente dores. Veja como é maravilhoso"!

"Está tudo muito bem! Você é forte e segura! Calma e tranqüila"!

"O seu médico vai achar você maravilhosa"!

"Vamos, prepare-se para conhecer o seu filho, pessoalmente"!

"Agora, vou contar até cinco e você sairá deste transe, mas continuará calma e segura. Muito segura! Quando você ouvir estas músicas, já não precisará entrar em novo transe, ficará desperta e consciente, mas a música ajudará muito a você!... 1... 2... 3... 4... 5"!

Mas, mesmo que a parturiente não entre em transe de relaxamento profundo e permaneça de olhos abertos, o monitor deverá dizer-lhe que aquela seleção musical foi programada, pelo sistema de relaxamento, para ajudá-la no parto.

De nenhuma maneira o monitor deverá deixar que a parturiente permaneça em relaxamento (feche os olhos, relaxe profundamente ou durma) por mais do que o tempo suficiente para renovar-lhe as sugestões; note que as sugestões que fornecemos não passam de *oito* pequenas *falas;* pausadamente ditadas, devem durar uns dois minutos, no máximo. A parturiente deve e precisa estar bem acordada e consciente.

Se a música levá-la a um transe, dê as sugestões finais e desperte-a imediatamente. Sugerimos que este último relaxamento dirigido seja realizado em um dos intervalos de contrações, quando estas ainda estiverem com o espaço de 10 em 10 minutos, mais ou menos.

Queremos alertar de que todos estes sistemas de relaxamento dirigido, no que tange às afirmações de que "o parto será normal", somente deverão ser feitas se o médico-ginecologista não houver diagnosticado, antecipadamente, que o parto não será normal ou se a própria mulher não tiver decidido ou programado um parto "cesariano".

Caso haja imprevistos no momento do parto, ou este venha a não ser normal, não se tratará de um fracasso do nosso método (primeiramente, porque ele não é aqui apresentado em sua íntegra, totalidade e, em segundo, o *monitor,* por mais que se espere, não pode ter a mesma habilidade, experiência e conhecimentos de um profissional), nem do *monitor* e muito menos do ginecologista.

Pode ser um problema fisiológico da parturiente. Pode ser uma "herança informativa" não desfeita, por falta de análise.

O fato de acontecer que o parto não seja normal, não retrata fracasso, mas merece avaliação.

Mas, ainda assim, se a mulher respondeu bem a todas as aplicações durante a gestação, os sistemas de *relaxamento dirigido* (pelo monitor) ainda poderão ajudá-la por ocasião do parto. Temos registros espetaculares a esse respeito. A mente em perfeito estado de concentração comanda a cicatrização e a renovação de células, com rapidez e eficiência.

Os exercícios relaxatórios também ajudam a reabilitação da parturiente e auxiliam na lactação. O sistema aplicado à rápida cicatrização está se processando rápida e eficientemente. Você comanda a renovação de células no local da cirurgia, realiza perfeita ligação dos tecidos e proporciona uma perfeita circulação em toda essa área.

Se isto ocorrer, será mais um motivo para o *monitor* e a nova mamãe notarem a eficiência e o poder da mente.

Mas sempre o ginecologista nota, desde cedo, quando uma gestante não tem possibilidades de ter um parto normal e avisa-a disto.

E quando isto acontece não há o de que temer. A técnica e os recursos existentes à disposição dos obstetras oferecem plena segurança à mulher e ao seu filho.

## AO MONITOR

Se você deu bem o recado durante a gestação da sua esposa, ajudando-a a trazer ao mundo uma nova vida, mesmo que as condições físicas ou psíquicas da mulher não tenham possibilitado um parto normal, aceite os meus sinceros parabéns e os meus agradecimentos, pelo seu trabalho e devotamento, pois o seu filho nasceu melhor do que muitos outros.

Você e sua esposa cumpriram a sublime missão da vida!

# XI
# O DIÁLOGO

Durante os relaxamentos ensinados no Capítulo 9 ou fora destes, a gestante deve manter um constante diálogo com o filho que irá nascer.

Quanto mais criativa e imaginativa for a mulher, melhor e mais eficientemente será a sua conversa com o feto e, também, os resultados.

O diálogo deverá ser meio teatralizado. A conversa será sempre sobre assuntos importantes para o feto.

Faça um roteiro das coisas boas e dos bons costumes que o seu filho deve ter quando nascer. Converse a respeito dessas coisas. Quando falar, faça uma pausa (silêncio) para receber, intuitivamente, a resposta ou a pergunta ou o comentário que o feto fará.

Esses diálogos poderão ser mentais ou verbais. Isto é, a gestante poderá falar como que se dirigindo a alguém que esteja ao seu lado, ou pensar simplesmente no que deseja dizer ao feto. Da mesma maneira, pela intuição (percepção extra-sensorial) receberá as mensagens do feto.

Quando iniciar um diálogo, acaricie a barriga como se estivesse acariciando a própria cabecinha do seu filho, deitado ao seu colo, esperando receber o amor, o carinho e as instruções da mãe.

Você sentir-se-á maravilhosa com essa prática!

Cada dia e cada hora fale sobre um novo assunto. Relate a profissão do marido. Fale sobre os elementos da família. Se já tiver outros filhos, diga ao que vai nascer que ele será tão amado como os outros. Que você e o seu marido não estão preocupados com o seu sexo (o do feto). Que o importante é ter um filho ou mais um filho.

## O Nome da Criança

Quando a gravidez chegar ao terceiro mês, a gestante poderá fazer uma lista de nomes masculinos e femininos e, em comunicação com o feto, apresentar essa lista, dizendo-lhe:

"A mamãe vai ler uma lista de nomes para menininho e para menininha, e quer receber a sua opinião sobre dois nomes; a mamãe quer que você escolha e transmita para minha mente um nome para menininho e um nome para menininha".

Faça uma pausa (um silêncio) e perceba a escolha. Às vezes a resposta pode ser rápida e nítida demais. Aceite as escolhas!

Converse sobre os amigos da família. Sobre a escola. Sobre os irmãozinhos (se tiver outros filhos). Sobre a necessidade de respirar bem. Sobre a educação Sobre os costumes da família, etc. Só não deve, a nosso ver, falar sobre religião ou induzi-lo a aceitar a religião dos pais.

Mas fale sobre a existência de uma Inteligência Criadora, dizendo que essa Inteligência é quem nos cria e nos dá o mundo maravilhoso, onde ele (o feto) vai viver.

Fale sobre a beleza da natureza. Sobre as plantas e os frutos, sobre as flores e o seu perfume.

Explique-lhe o que é um pai, u'a mãe, um irmão, um tio e uma tia, um primo, um avô e uma avó.

Relate o que está fazendo para recebê-lo. Comente sobre o enxoval, o berço, o carrinho, etc.

Comente sobre o mar e os peixes, sobre o espaço e os pássaros. Diga-lhe sobre o Sol. Descreva passeios por paisagens bonitas, calmas e tranqüilas.

E sempre diga-lhe que está evoluindo perfeitamente, que será muito inteligente e capaz. Que será forte, sadio e bonito!

**Exemplo de uma conversa**

— Filho, a mamãe agora quer conversar um pouco com você (acariciando a barriga). A mamãe está passando bem e está sempre feliz!

— Hoje, fomos ao médico que está cuidando de nós dois. Ele examinou a mamãe e assegurou que tudo está indo muito bem. Que eu estou bem e que você está muito bem! Você gostou de ouvir isto! (pausa, silêncio)

— Ah!... e as roupinhas que a mamãe fez hoje (ou comprou), que tal? São bonitas? (pausa, silêncio)

...........

— Você é muito querido. Temos recebido muitos presentes para o seu enxoval. Você vai ter bastante roupinhas bonitas para vestir!

..............

— O que você tem para dizer à mamãe, agora?

..............

E a conversa poderá ser esticada por uns dez minutos, no máximo. Ao final, a gestante dirá:

— Agora, a mamãe vai descansar um pouco (ou fazer algum serviço, etc.) e você também vai descansar."

Para quem já treinou a mente com os relaxamentos propostos neste livro, ou por outros sistemas, essa comunicação não é difícil.

Note-se que muitas vezes conversamos conosco mesmos. A nossa mente é dual. E a mente do feto, em estado inconsciente permanente, está diretamente ligada com o inconsciente da gestante. Quando esta conversa consigo mesma, está conversando também com o feto, que aproveita os conhecimentos armazenados na inteligência da mãe, para estimular as respostas.

Em uma das nossas experiências, documentadas pela TV Globo de São Paulo, conseguimos que o feto estimulasse a mente da mãe a tal ponto que ela balbuciou algumas palavras em resposta às nossas perguntas feitas ao feto.

O fato causou grande surpresa e admiração por parte de todos os presentes.

Nessa demonstração, a gestante estava em estado de superconcentração.

Foi utilizando este sistema que a mesma gestante pôde saber o sexo do feto, antes do nascimento.

Em estado de relaxamento profundo, perguntamos ao feto, via gestante:

— Você pode dizer qual é o seu sexo? (não houve resposta)

— Você é igual ao papai ou é igual à mamãe? (a resposta veio rápida)

— "Igual à mamãe!"

Três meses depois essa gestante dava à luz uma linda menininha.

Temos certeza de que cada gestante que praticar este sistema obterá novas e importantes revelações.

Gostaríamos de receber um relatório das pessoas que experimentaram este tipo de comunicação com a vida intra-uterina.

Os pais que conversam com os filhos, durante a gestação, mais tarde não terão dificuldades em manter o necessário diálogo com eles.

Desde a sua formação a criança vai se acostumando a ouvir os pais e deles receber informações e orientação.

A amizade feita durante a gestação permanecerá sempre.

# XII
# LACTAÇÃO

Depois de todos os cuidados previstos e recomendados durante a gravidez e o parto, a lactação (o ato de amamentar) é fator preponderante na formação da personalidade e da saúde do novo ser que chega ao mundo. Este fator é tão importante para o bebê como para a mamãe. É a continuidade do cumprimento à lei da criação. Durante a gravidez, as glândulas mamárias preparam-se para produzir o mais puro e qualitativo alimento básico para a criança. Portanto, esse alimento não lhe deve ser negado.

Mesmo que, durante a gestação, o seu filho tenha sido bem aceito e tenha recebido os cuidados merecidos, que neste livro recomendamos, ainda assim poderá ser alvo de profundo recalque, caso não lhe seja oferecido o seio como *objeto* de alimentação.

Esse recalque, mais tarde, refletirá em um complexo de rejeição, estados de ansiedade ou de angústia, insegurança, nervosismo e revolta. Será sempre muito difícil a amizade e o diálogo entre a mãe e o filho que não foi, por ela, amamentado.

Além disto, em muitos viciados pelo álcool e pelo fumo (e mesmo pelas drogas, etc.) encontramos a criança que foi rejeitada durante a gestação ou que não foi amamentada pela mãe.

Embora não pareça tão importante para as mães o problema da amamentação, a Psicanálise Dinâmica tem encontrado este fator como razão básica de desequilíbrio psíquico em muitos pacientes, especialmente adolescentes.

Foi Freud quem concluiu: "O primeiro órgão que se manifesta como zona erógena é, desde o nascimento, a boca.

Toda a atividade psíquica concentra-se primeiramente na satisfação desta zona. É, evidentemente, em primeiro lugar, a necessidade de conservação que a alimentação satisfaz. Procuremos, porém, não confundir fisiologia e psicologia. Muito cedo, a criança, chupando obstinadamente, demonstra sentir, assim agindo, uma satisfação. Esta última, embora tendo origem na alimentação, dela permanece, contudo, independente. Uma vez que a necessidade de chupar muito tempo tende a criar o prazer, pode e deve ela ser classificada de sexual."

Quando a criança não encontra o seio materno utiliza o próprio polegar e/ou a chupeta. É um instinto inato de conservação e de prazer (libido).

Quando o seio materno é negado à criança, esta sente-se não devidamente aceita e amparada pela mãe, e a energia libidinal classificada por Freud é recalcada durante a fase oral.

A mulher que resolve realizar o dom materno deve estar consciente de que deverá amamentar o filho.

As nossas pesquisas relatam que, para a completa integração de uma criança à vida, a mãe não deve *programar* um parto cesariano nem a amamentação artificial.

Durante a gravidez é necessário que se consulte o médico a este respeito, para saber-se das condições de lactação que tem a mulher. É possível que o médico resolva o problema, para assegurar a amamentação.

O problema da falta de leite, no entanto, pode ser de fundo psíquico. Então, a gestante deverá consultar, também, um psicoembriólogo. Pode ser uma simples retenção, causada por medo (medo de ficar com os seios deformados ou flácidos, etc.).

Não fossem as razões acima expostas, somente o fato de sabermos que o leite materno é o mais importante alimento para a criança, não havendo similar, rico em todas as substâncias necessárias ao perfeito desenvolvimento do organismo e defensor contra infecções, seria necessário para convencer a mulher a amamentar o seu filho. No caso de absoluta falta desse leite, ainda assim, a mãe poderá suprir essa falta através da aquisição do leite materno fornecido pelos bancos de leite existentes.

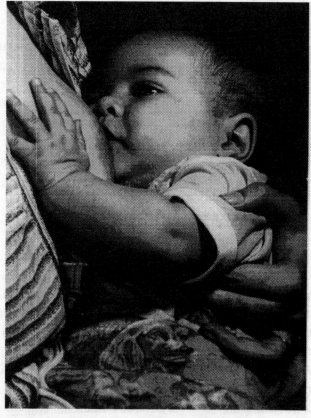

A lactação pode ser totalmente comandada e controlada pelo sistema de relaxamento.
A mulher que praticou a Gestação Dirigida transmite calma, tranqüilidade e saúde à criança, através da amamentação.
        *Gládiwa* — primeira criança psicoembriolizada.

No momento, portanto, a mulher tem todas as condições para não deixar de fornecer o leite materno ao seu filho.

Mas, se não há nenhuma anormalidade anteriormente constatada na mulher, esta terá condição de amamentar. O relaxamento autógeno ou o dirigido promoverá a fácil formação do leite durante a gestação e o seu controle depois do parto.

*Emoções e a Lactação*

Ainda na fase da amamentação a mulher precisa manter-se bastante calma, evitando as fortes emoções. O regime de relaxamento é muito importante, para manter o leite em fartura e em boa qualidade, pois ainda através da amamentação a mãe pode transmitir as duas emoções à criança. Nunca se deve amamentar em estado de irritação. Deve-se tomar as medidas profiláticas para que os seios não sejam feridos pela sucção feita pela criança, a fim de que o momento de amamentá-la não cause dores ou incômodos. Todos os sentimentos da mãe são transmitidos à criança no período da amamentação.

As fortes emoções, brigas, aborrecimentos, sustos, medo etc., podem causar a suspensão do leite. Quando isto acontecer, evitar os remédios indicados. Procure o seu psicoembriólogo ou peça ao seu *monitor* para fazer o relaxamento dirigido. Neste capítulo damos um método especial, para ser utilizado pelo seu *monitor* (esposo).

Uma paciente tinha uma semana que havia dado à luz. Estava amamentando regularmente, sem nenhum problema, quando foi atingida por forte choque emocional causado por familiares. Imediatamente aconteceu a suspensão do leite.

O drama foi terrível. Era o primeiro filho. A mãe, muito jovem e inexperiente, ficou mais traumatizada ainda. Era

*124*

noite, horário da última mamada do dia, e nem uma gota de leite... ... ...

Fomos chamados às pressas. A mãe não tinha muita certeza de que pudéssemos fazer alguma coisa, mas, assim mesmo, chamou-nos. Perguntamos, de pronto, o que teria acontecido durante aquele dia que a emocionou ou causou medo, insegurança, etc. O fato foi narrado e dissemos à mãe desesperada, com a criança ao colo anunciando a sua necessidade de alimentação: "Pode ficar calma que há bastante leite para alimentar o seu filho"! — A mulher sorriu chorando...

Uma aplicação de "Psico-Relax" (relaxamento dirigido), durante quinze minutos, foi suficiente para soltar o leite. A criança foi amamentada satisfatoriamente. O leite veio em fartura e os sorrisos contagiaram o ambiente.

Nestes casos recomendamos que, na volta do leite, a mãe faça uma pequena extração nos dois seios, antes de oferecê-los à criança. O resultado da extração deve ser jogado fora, pois pode ser uma dosagem de leite contaminado pelos efeitos das emoções vividas.

Ainda no período de lactação é importante que a mulher pratique os métodos de relaxamento que propomos no capítulo nove deste livro, dizendo verbal ou mentalmente: "Eu estou completamente relaxada. Sou uma mãe muito calma e tranquila. Estou consciente da minha missão maternal! Produzo leite em quantidade e qualidade para o meu filho! Sinto prazer em amamentá-lo! Ele precisa do meu leite! Nada pode impedir-me de alimentá-lo com o meu leite! Tenho sempre bom leite e com fartura"!

Recomendamos, ainda, que o momento de amamentação seja em ambiente calmo e isolado. Este é um dos mais bonitos e significativos instantes da vida de uma mulher-mãe. Durante este momento a mulher deve estar concentrada no ato que está praticando. Não deve estar amamentando e conversando ou assistindo à televisão, ao mesmo tempo. O instante da amamentação deve ser um período de recolhimento e de intimidade entre mãe e filho.

A seguir, instruções de *relaxamento dirigido* para ser praticado pelo *monitor*, nos casos de controle da lactação. Não deverá ser lido pela mulher, antes de ter sido aplicado.

## RELAXAMENTO DIRIGIDO
### Para a Lactação

AO MONITOR

O amigo deverá utilizar os mesmos métodos já ensinados no capítulo dez, para iniciar o relaxamento e para terminá-lo. A seguir, o texto que o amigo deverá ler com voz calma e pausada, após uns 10 minutos de constatação de o relaxamento ter atingido o grau desejado:

"Fulana, você é uma mulher perfeita e sadia! Por isso, pode exercer satisfatoriamente o sublime dom da maternidade"!

"O seu organismo está funcionando perfeitamente bem. Ao mesmo tempo em que você se reabilita fisicamente da gravidez e do parto, por uma sublime força da natureza, você produz e mantém, até que seja necessário, suficiente quantidade de leite para amamentar ao nosso filho (a)"!

"Ele (a) necessita desse seu leite. É o melhor e mais puro alimento para ele (a)! E você tem esse alimento sempre com fartura e ótima qualidade! Conscientize-se disto"!

"Nada poderá interromper a produção de leite. Fixe isto em sua mente! Só depende de você! Produza sempre leite em quantidade suficiente para alimentar o seu filho! E isto a fará imensamente feliz"!

Após repetir essas sugestões por várias vezes, durante dez ou quinze minutos, encerrar o relaxamento como indicado no capítulo dez. Faça a mulher notar a eficiência do relaxamento dirigido, mostrando-lhe que em seus seios há leite suficiente. Se estiver perto do horário da amamentação, faça com que ela ofereça o seio à criança.

*Suspensão do leite*

No caso de algum acontecimento emocionante acarretar suspensão do leite, aplicar um relaxamento bem profundo, através de repetições do início de um relaxamento ("Você está cada vez mais relaxada... contar outra vez até 20 e você vai relaxando cada vez mais... aprofunde mais o relaxamento e, com isto, você vai conseguir produzir e libertar o leite! Aprofunde mais ainda o relaxamento!",etc.). Quando estiver seguro de que o relaxamento atingiu o grau necessário e desejado, aplicar as seguintes sugestões:

"Fulana, os choques emocionais que você viveu hoje é que causaram a suspensão do precioso alimento necessário ao nosso filho (a)".

"Você tem capacidade suficiente para eliminar os efeitos dessa causa e vai fazer isto, agora"!

"O que aconteceu já é passado e está prejudicando a criança"!

"Apague de sua mente a causa e os efeitos do aborrecimento. Lembre-se de que a criança está sendo prejudicada. Você não quer prejudicá-la"!

"O passado já não é! A suspensão foi um estímulo do passado"!

"Tudo já acabou! Sinta-se completamente relaxada, com todos os músculos livres! Todos os nervos livres! Sua circulação é, novamente, perfeita"!

"O nosso (a) filho (a) está precisando do seu leite! Solte-o agora"!

"Você pode e quer fazer isto! Vamos! Solte o leite, para o seu filho (a) mamar! Solte! Você pode! Vamos! Já! Você precisa amamentar"!

"Você tem leite bastante! Note! Já está soltando e produzindo"!

"Registre isto! Daqui para a frente nada conseguirá suspender o seu leite"!

"A criança está esperando o precioso alimento. O seu leite! Solte-o em quantidade!... (pausa)".

"Vê como é fácil?!... Você é u'a mãe espetacular! A sua mente é muito capaz! Muito bem! Assim será sempre"!

"Agora, você terá leite em quantidade suficiente para alimentar o seu filho (a)! Veja que beleza"!

Estas sugestões devem ser ditas com muita firmeza e um pouco de dramaticidade. As repetições vão depender das reações que o *monitor* notar.

Quando a mulher está, realmente, bem relaxada e recebendo bem as sugestões, apresentará alguns movimentos, passará as mãos sobre os seios e/ou esboçará um sorriso ou semblante de satisfação, alegria, realização, etc.

Caso o trauma seja tão forte que a mulher demore a apresentar os sintomas de reabilitação, insistir ao máximo nas sugestões e dramatizar o fato de que a criança está *necessitando* do leite e que ela tem este leite para dar à criança. Aí será forte emoção contra forte emoção.

Bom trabalho, caro *monitor!*

# XIII
# A PERSONALIDADE

Vencidas as etapas da gestação, do parto e da amamentação dentro de toda a metodologia que apresentamos, ainda restam os cuidados indicados pelo pediatra.

Por uma questão de conscientização e humanismo, recomendaríamos, ainda, que um *médico homeopata* fosse procurado, para que este receitasse alguns remédios, dentre os quais uma série de sais que imunizam a criança contra vírus que causam várias moléstias normalmente prevenidas através de vacinas (lembrar da fórmula homeopática que livrou milhares de crianças, em São Paulo, contra a meningite, substituindo espetacularmente as vacinas).

A homeopatia age energeticamente, sem causar nenhum prejuízo, e é bastante eficiente, quando ministrada sob a orientação de um médico especializado.

Embora pareça que o comentário acima nada tenha a ver com a personalidade, lembramos que a criança, gerada perfeitamente, nasce sadia e a estrutura precisa ser mantida sadia, para que a sua capacidade mental se possa expressar.

No seu desenvolvimento mental é necessário que os pais lhe ofereçam reais condições de higiene e saúde. A criança nasce com um grande potencial de defesa de sua saúde. Às vezes é, apenas, necessário estimular esse potencial. A homeopatia faz esse trabalho com muita eficiência e sem perigos.

Não é possível traçar uma personalidade equilibrada numa pessoa organicamente doentia.

Ainda é a Psicanálise "freudiana" que recomenda o máximo de cuidado na formação da criança, desde o seu nascimento até os sete anos de idade, fase em que podem ser registrados traumas e recalques que, mais tarde, refletirão desastosamente em sua personalidade definida.

Livros específicos tratam do tema psicologia infantil. Os pais, para exercerem, de fato, a sua função devem ter algum conhecimento dessa matéria, adquirindo livros.

Aqui não cabe um roteiro da assistência psicológica que deverão os pais oferecer aos filhos, mas, apenas, a indicação.

Do nascimento até a idade de 7 anos, os cuidados são quase os mesmos que indicamos durante a gestação. A criança agora vive no mundo exterior, mas continua recebendo informações, herdando costumes e procurando imitar os pais.

Anteriormente, quando em gestação, estava amparada e isolada pela mãe e todas as informações que recebia eram filtradas e traduzidas por um mecanismo existente na mente maternal, com a qual a criança estava diretamente ligada.

Agora, é diferente: a matriz (*a fita magnética* do gravador mental da criança) está exposta. Pronta para gravar através dos cinco sentidos. Portanto, o meio-ambiente é muito importante na formação da sua personalidade.

Se a criança recebeu boas informações na vida intrauterina, os pais têm muito mais facilidade agora para jutificar, explicar e traduzir as coisas, os fatos, os acontecimentos, os símbolos e as imagens.

A criança deve ser orientada com muito amor e com verdades. Quem é criado com verdades não poderá ter uma falsa personalidade.

Em última análise, a personalidade dos filhos depende da boa formação recebida desde a fase intra-uterina.

Por isso, recomendamos que a fecundação e a gestação sejam levadas com muita seriedade, com todos os cuidados previstos, com verdadeiro amor e conscientização. O homem é fruto da sua formação básica.

# TERCEIRA PARTE

# XIV
# A REABILITAÇÃO

Uma das grandes preocupações da mulher é a reabilitação após a gravidez. Isto pode causar, inclusive, dificuldades à gestação e ao parto, pois pode criar medo de engravidar, embora conscientemente deseje ter um filho.

Muitas mulheres desejam ter filhos, mas ficam muito preocupadas com a reabilitação física após o parto. As suas mentes ficam cheias de interrogações e de muitas dúvidas. E se, nessa condição, engravidarem, irão transmitir essa situação à criança.

A reabilitação é normal, real e conseqüente, desde que a mulher tome os devidos cuidados. Ora, mesmo sem engravidar, uma mulher pode perder a beleza do seu corpo, pode criar celulites, estrias, etc., se não tiver permanentes cuidados com o físico.

Conhecemos muitas mulheres que tiveram mais de um filho e mantêm um corpo esbelto e elegante, através de ginásticas, massagens e uso de produtos de beleza.

Os institutos de fisioterapia estão aí, em grande número e com grandes recursos.

A ioga, por exemplo, tem consertado muita gente. E os métodos de ioga são recomendáveis à saúde física e mental.

Se a mulher fixa em sua mente a idéia de que a gravidez irá prejudicar e deformar o seu corpo, por certo terá muita dificuldade na reabilitação, no caso de engravidar. A mente transmite e reflete no corpo todas as fixações, quer sejam positivas ou negativas.

Para garantir a reabilitação física da mulher é que se recomendam certos exercícios de ginástica durante a gravidez e após o parto.

*133*

Neste livro afirmamos que a ginástica tem grande valor, mas não adiantará nada se não houver força de vontade, auto-sugestões positivas e ausência de medo.

Tanto através do relaxamento autógeno como do relaxamento dirigido, com o auxílio do *monitor*, a mulher poderá comandar a queima do açúcar em excesso no corpo, ativando o pâncreas, evitar a retenção de água, quando existe, queimar as gorduras, controlar as calorias, etc.

Tudo isto deverá contar com uma dieta controlada, já que estamos falando em autocontrole, para ajudar.

Mais adiante, forneceremos algumas séries de ginásticas que ajudarão ao pré-parto, facilitarão o parto e a reabilitação física depois do parto. Esses métodos de ginásticas são comuns e recomendados por vários especialistas. Não são de nossa autoria, mas grandes auxiliares na psicoprofilaxia das dores de parto e na fisioterapia.

*Método Psico-Relax*

Durante os relaxamentos que propusemos no capítulo nove deste livro, a gestante deverá, também, valer-se dos exercícios sugeridos, porém fora do relaxamento.

Após o parto a mesma coisa. Utilizar os exercícios de ginástica sugeridos, mas em horários diferentes aos dos relaxamentos que recomendamos.

Para reabilitar o físico, a mulher deverá praticar o seguinte sistema:

Deitar-se confortavelmente, fazer exercícios respiratórios e fechar suavemente os olhos. Observar o ritmo da respiração, para obter uma perfeita concentração.

Cinco minutos após estar concentrada na respiração, dirigir a concentração e observação para o *dedão* do pé direito e, depois, para o *dedão* do pé esquerdo, a fim de notar a pulsação da ponta do dedo.

Em seguida, dirigir a concentração para as partes do corpo onde deseja eliminar as gorduras ou flacidez, dizendo, mentalmente, que quer e comanda que aquela parte volte à situação anterior, através da renovação de células ou da remoção de banhas, etc.

Toda essa concentração e mentalização deve ser perfeita e com segurança na certeza de que a mente pode realizar esse fenômeno. "Querer é Poder", somente para as mentes treinadas.

Não há mistério no que estamos transmitindo. Se a pessoa conseguiu, durante todos os exercícios relaxatórios ensinados, atingir objetivos e sentir a pulsação dos "dedões" dos pés, claro que poderá comandar outras partes do corpo.

É costume de todos os colegas que ministram cursos de Parapsicologia fazerem algumas demonstrações de anestesia em alunos, introduzindo-lhes uma agulha no braço, para demonstrar não só a total insensibilidade causada no local, mas também a ausência de sangue e a reconstituição celular imediata à retirada da agulha. Pode-se notar, nitidamente, que as células se recompõem e minutos após, não se consegue mais localizar o furo ou qualquer marca de cicatrização.

Através do poder da mente concentrada já conseguimos levar pacientes a eliminarem estrias novas surgidas em seus corpos, após a gravidez.

Todos esses ensinamentos têm maior efeito quando dirigidos por um profissional, mas com força de vontade a leitora poderá obter grandes resultados.

*Exemplo de Auto-Sugestões*

Em relaxamento, repita várias vezes, com segurança, fé e vontade realizadora, o seguinte texto:

"Eu sou forte na saúde e no intelecto"!

"Eu desperto toda a força da minha mente"!

"Exerço o controle da minha mente sobre o meu corpo e ordeno que ... ... ... (diz o que deseja que aconteça, dirigindo a concentração para a parte do corpo que pretende modelar ou normalizar)".

"Eu estou... ... (dizer o que almeja: "emagrecendo tal parte", "reconstituindo tal parte", etc.").

"Eu sinto que já estou".:. ... ...

"Eu já estou"... ... ...

Estas afirmações, em relaxamento, devem ser feitas várias vezes ao dia e, cada vez, com mais segurança e certeza.

Nós sugerimos que as ginásticas correspondentes sejam feitas após cada relaxamento, para estimular os pontos atingidos pela concentração e sugestão ou ordens.

O esforço conjunto de mente e corpo oferece maior efeito e rapidez ao processo de reabilitação.

Além de tudo isto, a massagem é muito proveitosa.

Não use cintas térmicas. Isto é muito incômodo e, às vezes, perigoso. Se desejar modelar o corpo, expresse este desejo pela vontade. Mexa-se. Demonstre a si mesma o que quer. "Quem quer vai; quem não quer manda!...

Toda a força gerada na mente deve ser expressada. Se não o for dá em *curto-circuito* (recalque).

A vontade para ser realizada necessita de animação, movimentos e execução.

Ponham a vontade em execução, realizando a série de ginásticas e exercícios que sugerimos no capítulo seguinte.

Mas não precisam exagerar. Nunca ultrapassem a meia hora de exercícios. Não é a quantidade que vai proporcionar os efeitos desejados, mas, sim, a continuidade ordenada e os movimentos disciplinados.

As sugestões que irão encontrar no capítulo seguinte são as de ginásticas utilizadas por vários métodos para o parto sem dor e para a modelagem física.

Muitas mulheres têm conseguido diminuir ou eliminar as "dores de parto" com esses tipos de ginásticas.

Antes de iniciarem os exercícios, falem com o ginecologista, mostrando-lhe o médoto que pretendem utilizar. Talvez ele tenha alguma correção a fazer ou algum outro médoto a sugerir. Isto é muito importante.

# XV
# GINÁSTICAS AUXILIARES

Aqui apresentamos as ginásticas auxiliares e preparatórias para o parto sem dor. Foram coletadas dos vários métodos existentes, utilizados nos cursos de preparação e treinamento para gestantes, especialmente nos Estados Unidos e na União Soviética. Todos os exercícios físicos devem ser acompanhados de respiração rítmica. Estes exercícios visam manter a elasticidade e a mobilidade muscular. A respiração sincronizada e rítmica com as ginásticas auxiliará a dilatação e o ato expulsivo (durante o parto).

*Pré-parto*

Durante a gravidez, com a aprovação e orientação médicas, os primeiros exercícios devem ser leves com os membros superiores e inferiores, acompanhados de suaves massagens na região ingüinal (virilhas) e bacia.

Após cada posição executada, fazer um relaxamento físico. Este relaxamento é feito da seguinte maneira:

Deitada de costas, com os braços junto ao corpo, seguir este roteiro, dirigindo o relaxamento para as partes exercitadas: a) enrugar (retesar) a testa, movimentar as pálpebras convulsivamente e mantê-las assim, durante um ou dois segundos, em seguida voltar à posição inicial, soltando todos os músculos e fechando os olhos suavemente; b) cerrar fortemente os dentes e, em seguida, relaxá-los; c) levantar os ombros, mantê-los levantados e depois fazê-los descer completamente soltos; d) cerrar os punhos, retesando os membros superiores inteiramente, depois soltando-os totalmente; e) abrir os braços no sentido horizontal, deixá-los nessa posição sem os retesar e, depois, baixá-los com im-

*139*

pulso de peso; f) contrair fortemente os membros inferiores (joelhos retesados) e depois soltá-los; g) contrair e relaxar os músculos da região glútea (nádegas). Depois desta seqüência, aspirar profundamente pelo nariz e fazer longa expiração pela boca, como que soprando.

*Primeira Fase:* Posição inicial, aspiração profunda (Ver Fig. 1) sincronizada com o movimento dos braços que são levados para trás, forçando-se o tronco, também, para o mesmo sentido. A expiração é feita pela boca semi-aberta (sopro), com o corpo voltando à posição inicial.

O segundo exercício (Ver Fig. 2) é feito com o corpo ereto e andando normalmente; em seguida andando nas pontas dos pés. Terceiro, posição inicial, mãos nas costelas, pressionando-as nas expirações e soltando-as nas aspirações profundas (Ver Fig. 3). Durante este exercício a cabeça é inclinada para trás. Quarto, posição inicial, braços levantados para a frente na altura dos ombros, e depois, abrindo-se para os lados (Ver Fig. 4). Quinto, deitar-se de costas e levantar-se apoiada nas mãos; repetir algumas vezes (Ver Fig. 5). Sexto, deitar de costas, dobrar a perna direita aproximando-a em direção ao abdômen; depois o mesmo movimento com a perna esquerda (Ver Fig. 6). Sétimo, deitar de costas, separar e juntar as pernas várias vezes (Ver Fig. 7). Oitavo, deitar-se de costas, com as mãos nas posições indicadas, executando profunda aspiração, seguida de longa expiração, em forma de sopro; as mãos controlam o ritmo da respiração (Ver Fig. 8).

*140*

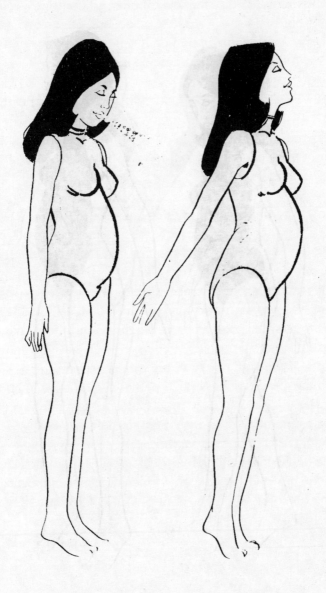

Fig. 1 - Exercícios de respiração.

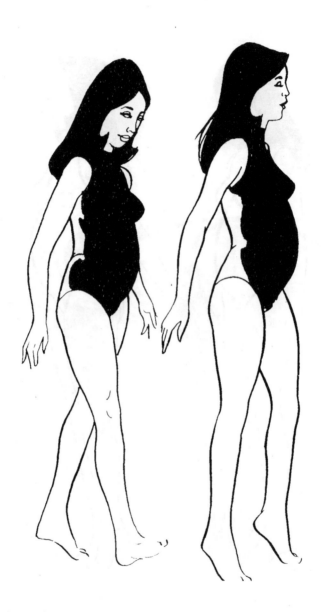

Fig. 2 - Andar normal na ponta dos pés.

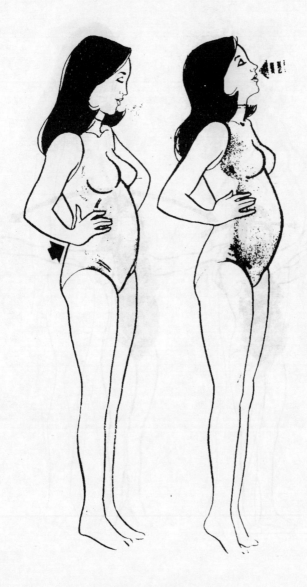

Fig. 3 - As mãos comprimem as costelas na expiração.

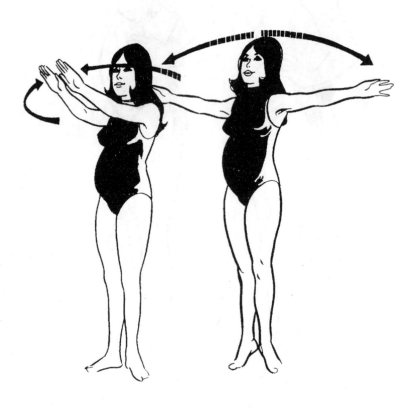

Fig. 4 - Exercício com os braços - respiração.

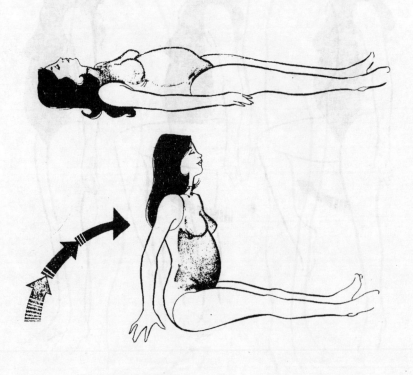

Fig. 5 - Para fortalecer a musculatura abdominal.

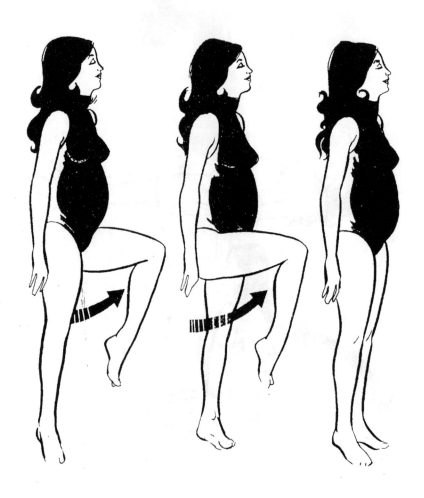

Fig. 6 - Articulação das coxas.

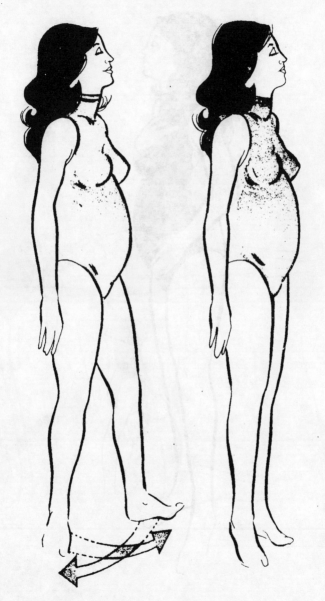
Fig. 7 - Articulação das coxas.

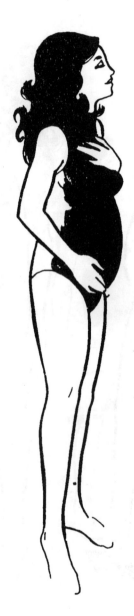

Fig. 8 - Respiração rítmica.

# EXERCÍCIOS PARA O PRIMERIO PERÍODO DO PARTO (NA MATERNIDADE)

*Método de Anestesia*

Agora, apresentamos a segunda fase, com método de anestesia para o parto. "A eficácia do método aqui exposto está determinada por leis fisiológicas. O seu emprego favorece a elevação do umbral da sensibilidade, do tono e atividade do córtex cerebral e o incremento de suas propriedades de inibição superior. Isto constitui um fator essencial na prevenção das reações dolorosas. A soma do método que se ensina à gestante basta para que, se o curso do parto é fisiológico, tenha êxito a anestesia em todo o seu transcurso"(*Psicoprofilaxia de los Dolores del Parto*, Dr. L. Rojlin, edição russa).

Comenta, ainda, o Dr. Rojlin, na mesma obra: "O primeiro procedimento são as inspirações profundas. Desde que começa a contração até que termine, a parturiente faz inspirações-expirações rítmicas profundas. A inspiração deve fazer-se pelo nariz e a expiração pela boca. A inspiração deve durar mais que a expiração. A freqüência da respiração deve ser a habitual, quer dizer, de 16 a 18 por minuto. Ensina-se às gestantes que a respiração regular é um fator importante, já que a intensificação da atividade da matriz requer aumento do consumo de oxigênio. Por ele, a respiração regular melhora o ritmo das contrações e assim suprime as sensações dolorosas da mulher, durante as mesmas. As inspirações rítmicas e profundas refletem-se, também, favoravelmente no estado do feto".

Orienta o mesmo autor que o segundo procedimento consiste em massagem suave de determinadas zonas do abdômen combinada com os exercícios respiratórios, sendo que este método deve ser praticado quando as contrações alcançam grande intensidade (repetidas a cada 4 - 3 - 2 minutos) e duram de 50 e 60 segundos.

As massagens são feitas com suavidade, com os dedos abertos e sem deixar as suas pontas tocarem na pele (no caso da figura 11).

E a zona a ser massageada é a imediatamente colocada abaixo do umbigo.

Eis aqui a conduta da parturiente, na Maternidade, para conseguir a anestesia desejada:

Os soviéticos aprovam e utilizam bastante a hipnose para obtenção do parto sem dor. Em um tratado de psicoprofilaxia das dores de parto, eles relatam suas experiências, declarando que a parturiente se reabilita mais rapidamente após os esforços.

Os sistemas de relaxamento que transmitimos neste livro fornecem as mesmas condições. Juntando-se as experiências adquiridas através dos relaxamentos com os exercícios apresentados, a parturiente terá todas as reais condições de um parto muito feliz.

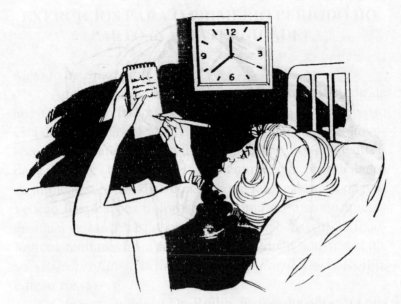

Fig. 9 - A parturiente anota a duração dos intervalos entre as contrações.

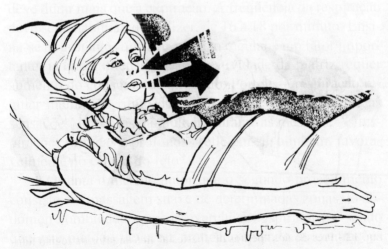

Fig. 10 - Respiração profunda durante as contrações.

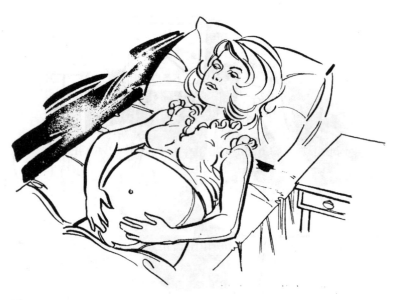

Fig. 11 - Massagem circulatória suave da metade inferior do ventre, combinada com respirações profundas.

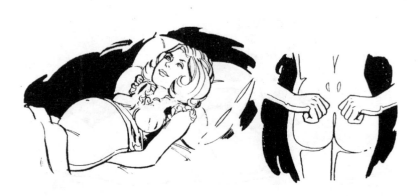

Fig. 12 - Pressão dos "pontos de anestesia" nos ângulos da região lombar.

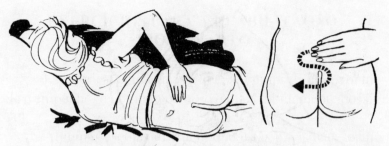

Fig. 13 - Massagem em forma de "S" na região lombar.

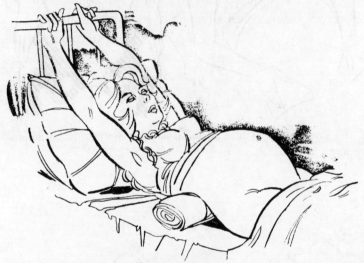

Fig. 14 - Deslizar sobre uma almofada tipo rolo.

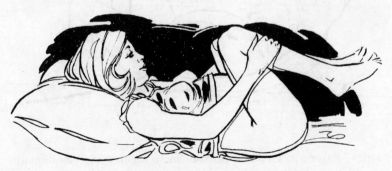

Fig. 15 - Pressão das coxas sobre as superfícies laterais do ventre.

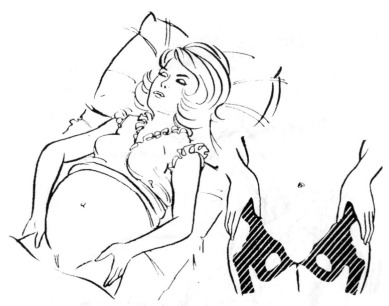

Fig. 16 - Pressão nos "pontos de anestesia" das apófises ilíacas ântero-superiores.

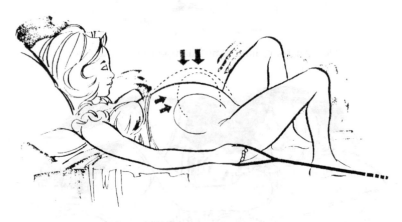

Fig. 17 - Conduta da parturiente durante o segundo período do parto (expulsão do feto). Posição durante os esforços.

# EXERCÍCIOS PARA A REABILITAÇÃO APÓS O PARTO

Esta série de ginásticas é que, se cumprida com vontade e empenho, reabilitará o corpo o mais rapidamente possível.

Algumas escolas instruem que estas ginásticas sejam iniciadas dois a três dias depois do parto. Nós, no entanto, recomendamos iniciá-las 5 ou 6 dias depois do parto.

Sempre depois de cada série de execução, fazer exercícios respiratórios.

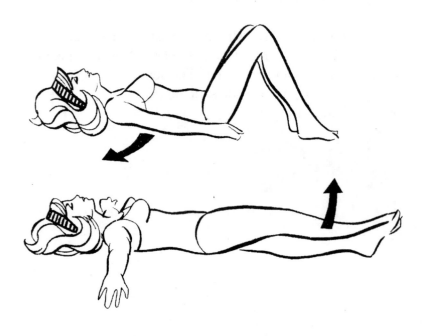

Fig. 1 - Dobrar as pernas, pés juntos, retesar as nádegas e a barriga, encolhendo o umbigo. Depois force bem as costas contra a cama, pressionando o joelho contra o outro.

Fig. 2 - Com as pernas esticadas, cruzar os tornozelos, depois juntar com pressão as coxas, retesando bem os músculos das nádegas. Encolha a barriga e pressione as costas contra a cama.

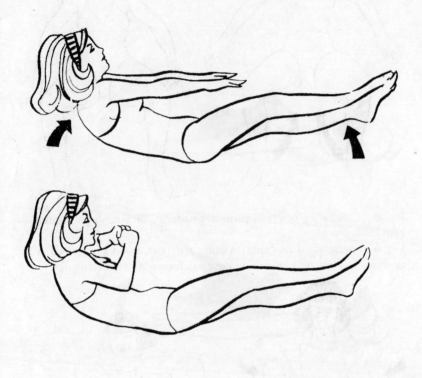

Fig. 3 - Levantar a cabeça e os braços, estes estendidos para a frente.
Fig. 4 - Cabeça levantada, cerrar os punhos e apertar um contra o outro. Evitar este exercício, se os seios estiverem doloridos.

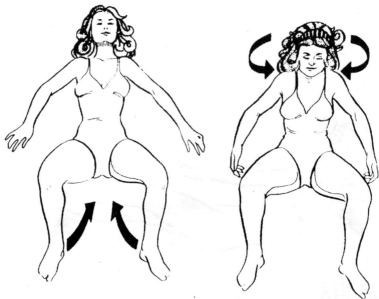

Fig. 5 - Colocar os pés bem perto das nádegas, arrastando-os sobre a cama.
Fig. 6 - Forçar as costas contra a cama e, depois, levantar a cabeça, os ombros e os braços. Um ângulo deve ser formado pelos cotovelos.

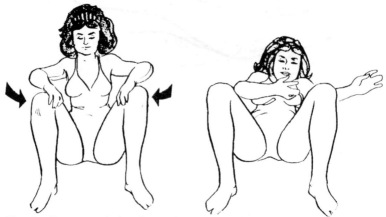

Fig. 7 - Forçar os dedos das mãos contra os joelhos, externa e internamente.
Fig. 8 - Repetição do número 7, mas com os braços cruzados, para pressionar os joelhos nas faces internas.

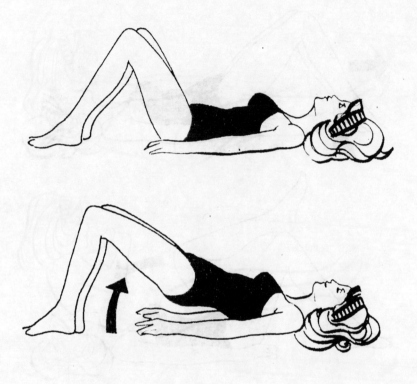

Fig. 9 - Juntar as pernas e dobrá-las.
Fig. 10 - Retesar as nádegas e encolher a barriga. Depois, levantar o corpo, como mostra o desenho.

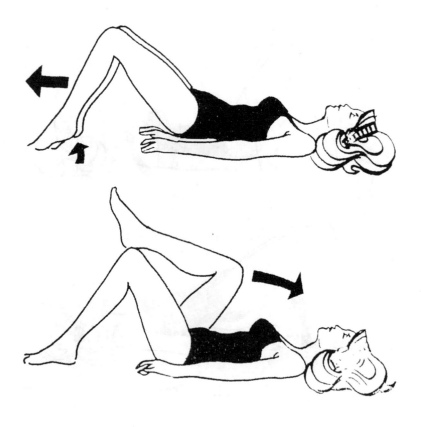

Fig. 11 - Na posição anterior, levantar os calcanhares. Repetir.
Fig. 12 - Retornar à posição 9. Repetir as posições 10 e 11, fazendo o movimento da planta do pé direito sobre o joelho esquerdo e depois a do pé esquerdo contra o joelho direito.

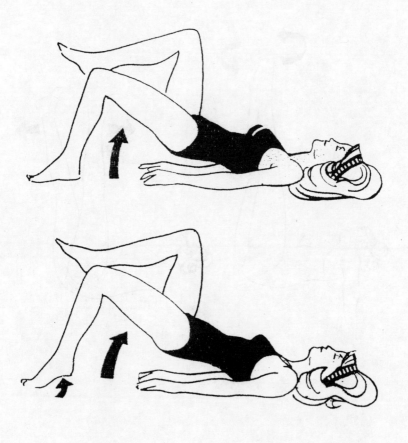

Fig. 13 - Repetição da posição anterior, agora levantando o corpo.
Fig. 14 - Repetição, levantando o corpo e, também, os calcanhares, como na figura respectiva. Um vez o pé esquedo, outra o direito.

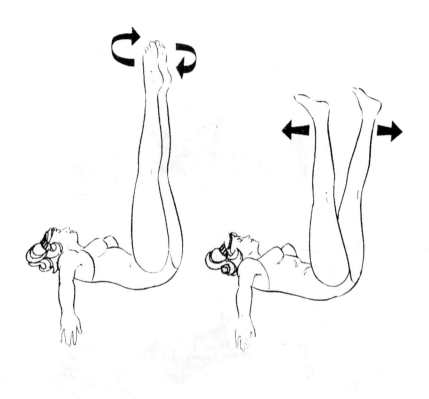

Fig. 15 - Dobrar as duas pernas, juntas, contra a barriga e depois levantá-las em posição vertical, quando farão pequenos círculos, com os pés unidos. As costas deverão estar pressionadas contra a cama. *Não deixar que as pernas caiam de repente!*
Fig. 16 - Levantar as pernas na posição vertical. Dar alguns passos a caminho da face. Passos no ar.

*162*

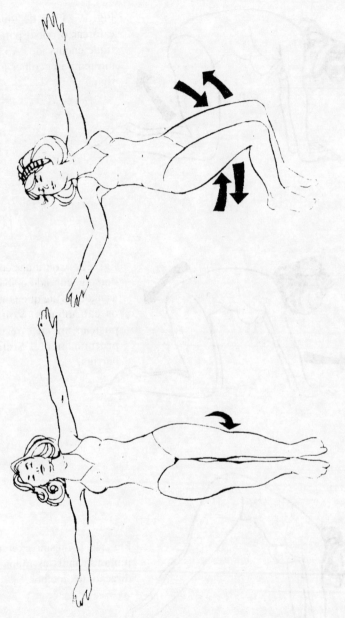

Fig. 17 - Juntar e dobrar o joelhos. Repetir.
Fig. 18 - Fazer as pernas caírem suavemente para os lados.

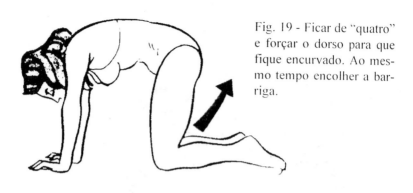

Fig. 19 - Ficar de "quatro" e forçar o dorso para que fique encurvado. Ao mesmo tempo encolher a barriga.

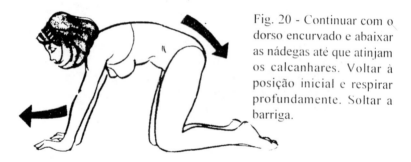

Fig. 20 - Continuar com o dorso encurvado e abaixar as nádegas até que atinjam os calcanhares. Voltar à posição inicial e respirar profundamente. Soltar a barriga.

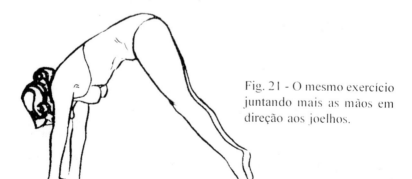

Fig. 21 - O mesmo exercício juntando mais as mãos em direção aos joelhos.

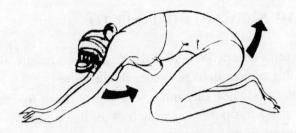

Fig. 22 - Apoiar-se nas pontas dos dedos dos pés e levantar as nádegas, bem alto. Voltar à posição nº 21 e durante uma semana repetir os exercícios de 1 a 14. Na semana seguinte os de 15 a 18. Na próxima os de 19 até 24. Depois de quatro semanas do parto, poderá realizar todos os exercícios livremente.

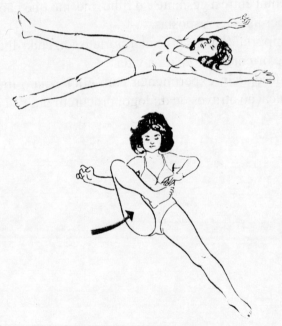

Fig. 23 - Deitar-se de costas e abrir os braços e as pernas, várias vezes.
Fig. 24 - Dobrar a perna direita e tocar a ponta do pé com a mão esquerda. Depois inverter a perna e a mão. As costas devem ser pressionadas contra a cama e não levantar o corpo, durante o toque da mão no pé.

# COMUNICAÇÃO COM O FETO

Para a perfeita obtenção do diálogo direto com o feto é necessário muito treinamento por parte da gestante.

As comunicações que dissemos ter obtido foram todas diretamente dirigidas por nós. Requerem muitos conhecimentos e experiência de quem faz a indução e os comandos.

É possível que um *monitor* chegue a ser um bom comunicador e consiga realizar completamente o sistema de comunicação fetal, mas não é este o fato mais importante no método transmitido por este livro. Visamos a comunicabilidade mental entre a gestante e o filho, mesmo que não consiga receber as suas respostas.

É importante pensar e falar ao feto, dizendo-lhe coisas belas e orientando-o para a vida.

Se desejarem experimentar com eficiência o método da comunicação através de diálogo, procurem um psicoembriólogo.

*166*

# APÊNDICE

# A VIDA EM SUA MANIFESTAÇÃO

O famoso fotógrafo sueco Lennar Nilsson, considerado mundialmente como o melhor profissional em fotos científicas, depois de vários anos de pesquisas e experiências, contando com a participação do médico-embriologista Jan Lindberg, lançou o seu livro "A Descoberta do Homem" uma viagem fotográfica pelo interior do corpo humano, com fotos coloridas e nítidas, conseguidas através de sofisticado equipamento com endoscópio eletrônico, e ampliando-as até 100.000 vezes, ainda assim, ricas em detalhes.

Uma das mais importantes pesquisas desse fabuloso fotógrafo-cientista, revelada ao mundo e à Ciência, é o documentário, pela primeira vez realizado, que mostra o *início da vida* a partir da célula espermática, que mede, apenas, 0,06 milímetros de comprimento, mas contém todas as informações hereditárias do pai.

Numa série de fotografias, Lennart Nilsson mostra a desesperada carreira dos espermatozóides na tentativa de atingir o óvulo e fecundá-lo. São movimentos inteligentes, na luta pela sobrevivência, com o objetivo de expressar vida composta.

E não menos importante é a observação do embriologista Jan Lindberg que declara que a célula espermática, após a fecuncação e transformada em um embrião, de apenas 32 dias, cujo tamanho é de mais ou menos 5 milímetros, tem cérebro formado e um oração pulsando.

Isto vem confirmar a nossa tese de que a vida já está intelectivamente expressada, a partir de uma minúscula célula espermática, com alguma bagagem de informações e de heranças obtidas do pai e através do pai, mas, sobretudo, com uma principal informação: a de que terá que correr e chegar ao óvulo e fecundá-lo, para formar um corpo e poder expressar a herança-vida e a inteligência.

Ainda na mesma obra de Lennart ele publica uma foto ampliada do embrião de 32 dias de vida intra-uterina, com detalhes da cabeça, coração, olhos, início dos membros superiores e inferiores, etc. Enfim é, conforme fotos e pesquisas, uma microvida em evolução.

Com as nossas próprias pesquisas, complementamos: microvida com inteligência, sabedoria, informação, sensível às emoções, com vontade de viver e com percepção.

Acima, desenho copiado de foto realizada por Lennart Nilsson. Um espermatozóide, cujo tamanho é de apenas 0,06 milímetros, mas que contém todas as informações hereditárias do pai, à procura do óvulo para fecundá-lo. É u'a microvida.

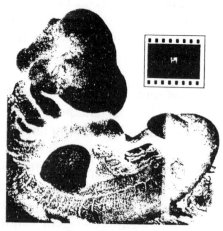

Foto conseguida através do endoscópio de Lennart Nilsson. O embrião de 32 dias de vida intra-uterina. A cabeça consiste quase inteiramente no cérebro. Na parte inferior da cabeça o coração pulsa. As barbatanas são os futuros membros superiores e inferiores. Na cabeça aparece o sinal onde surgirá o olho direito. O embrião mede 5 mm.

# UM MÉTODO ANTICONCEPCIONAL NÃO-ABORTIVO

Além da utilização do "diafragma", recomendamos o "Método Billings de Contracepção" (V. diagrama na pág. seguinte). Baseia-se no reconhecimento dos dias férteis e inférteis através do muco vaginal. "Uma sensação de secura indica a infertilidade".

"A infertilidade pode também ser detectada quando o muco é seco, pegajoso, e vem em pouca quantidade. Somente quando ele se apresenta liso, escorregadio e úmido, parecido com clara de ovo cru, podendo distender-se entre as pontas de dois dedos para formar um fio delicado antes de romper-se, é que a mulher está no período fértil". Este muco avermelhado, rosado ou café, é encontrado na abertura da vagina.

Os leitores devem ter notado a ausência de proposta de anticonceptivo para os homens, neste livro.

Não se trata de "machismo", mas de consciência. Todos os métodos propostos para o homem, até agora, trazem, direta ou indiretamente, problemas psicológicos ou físicos. É só querer fazer uma pesquisa profunda.

# MÉTODO BILLINGS

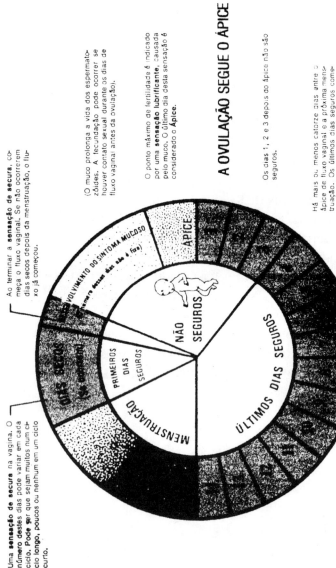

Uma **sensação de secura** na vagina. O número destes dias pode variar em cada ciclo. **Pode ser** que sejam muitos num ciclo **longo**, poucos ou nenhum em um ciclo curto.

Ao terminar a **sensação de secura**, começa o fluxo vaginal. Se não ocorrer se dias secos depois da menstruação, o fluxo já começou.

(O muco prolonga a vida dos espermatozóides. A fecundação pode ocorrer se houver contato sexual durante os dias de fluxo vaginal antes da ovulação).

O ponto máximo de fertilidade é indicado por uma **sensação lubrificante**, causada pelo muco. O último dia desta sensação é considerado o **Ápice**.

## A OVULAÇÃO SEGUE O ÁPICE

Os dias 1, 2 e 3 depois do ápice não são seguros.

Há mais ou menos catorze dias entre o ápice de fluxo vaginal e a próxima menstruação. Os últimos dias seguros começam no dia 4 depois do ápice. Se houver sensação de fluxo mucoso durante os dias seguintes, o fluxo será turvo.

— Padrão geral de um ciclo menstrual.

# E AQUELES QUE NASCERAM ANTES DA PSICOEMBRIOLOGIA?

Durante nossas conferências e cursos, dentro e fora do Brasil, registra-se sempre um grande choque em pessoas que abordam o tema: "E o que eu faço com os meus filhos, que nasceram antes da Psicoembriologia"? Outras chegam a demonstrar certa raiva por não se ter desenvolvido essa técnica ou ciência bem antes. Sentem-se culpadas perante os filhos que geraram e algumas chegam a combater a Gestação Dirigida, como que não querendo aceitá-la ou acreditar nessa realidade descoberta.

A Psicanálise não as esqueceu. Criou métodos que podem, realmente, ajudá-las a minorar os problemas adquiridos, através da Análise Retrospectiva, a Psicobiofísica, a Psicobioenergética e a Psicanálise Dinâmica.

Recomendamos procurar um Psicanalista Dinâmico ou um Psicoembriólogo, de preferência.

## CONFLITOS ENTRE CRIANÇAS PSICOEMBRIOLIZADAS E CRIANÇAS NASCIDAS PELO SISTEMA CONVENCIONAL

Algumas pessoas já colocaram se haverá esse problema.

Nós acreditamos que a criança psicoembriolizada está estruturalmente tão bem formada e fortalecida que não se permitirá ser agredida por revoltados.

Ela compreende tudo muito bem. Ela é feliz e alegre e irradia muita Paz.

A criança psicoembriolizada não é um excepcional. É uma criança normal, como deveriam ser todas as crianças do mundo.

*173*

# A PSICOEMBRIOLOGIA NA ARGENTINA

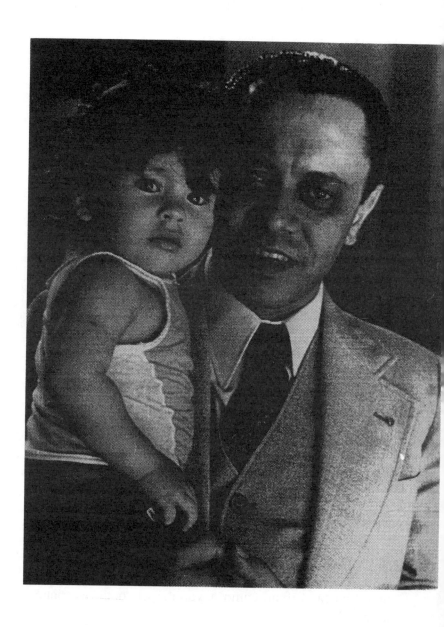

Em 1978, em Mendoza (Argentina) a criança Cláudio Daniel Funes, no ventre de sua mãe — uma empregada doméstica — estava condenada à morte pelos médicos que assistiam a gestante, porque o feto estava atravessado e gerava uma série de complicações.

Tomando conhecimento do drama, a psicoembrióloga argentina Gloria Bertotto foi até a maternidade em socorro de Cláudio e sua mãe.

Com algumas horas de aplicação de Gestação Dirigida, a criança tomou posição adequada e nasceu naturalmente.

A partir deste acontecimento, a Psicoembriologia foi vista com simpatia e em 1979 o autor da nova ciência foi convidado a uma série de palestras sobre a matéria, na Argentina, onde este livro foi editado e mereceu destaque e apoio oficial.

Hoje, principalmente a Igreja Católiga promove em suas escolas primárias palestras e cursinhos para alunos e pais sobre Psicoembriologia.

Na foto da página anterior Cláudio Daniel, a primeira criança argentina nascida com o amparo e ajuda da Psicoembriologia, com 9 meses de idade, posa ao colo do psicanalista Wilson Ribeiro.

# ACOMPANHAMENTO DOS QUE NASCERAM COM A AJUDA DA PSICOEMBRIOLOGIA

Através de cartas, fotos e relatórios constantemente recebidos de mães que aplicaram a Gestação Dirigida, pela simples leitura desde livro, estamos acompanhando a evolução das crianças psicoembriolizadas no Brasil e em vários países.

O grau de desenvolvimento, em todos os aspectos, só pode ser qualificado como maravilhoso!

Excelente intelectualidade, tranqüilidade, ótimo desempenho escolar, saúde mental e física e demonstração de efetividade bastante acentuada.

Se pudéssemos oficializar a aplicação da Gestação Dirigida, como método obrigatório e gratuito, no Brasil e no mundo, seguramente reconstruiríamos a humanidade para o seu objetivo real e conquistaríamos a tão necessária Paz Mundial.

E, para satisfazer curiosidades, declaramos que Gládiwa, que aparece neste livro sendo amamentada e que foi a primeira criança a ser auxiliada pela Psicoembriologia, na época em que se faz esta segunda edição, está com 11 anos de idade. É uma menina-moça, já menstruou, está muito bonita, inteligente e dedicada aos estudos. É calma e bastante amorosa, especialmente com crianças.

Em Lages, Santa Catarina, cidade onde mais existem crianças psicoembriolizadas, graças à dedicação da psicoembrióloga Zenaide Castro, está lá a prova final de tudo o que este livro afirma e propõe. Uma nova geração sadia mental e fisicamente está crescendo naquela cidade.

176

## GLÁDIWA

A criança que deu bases à estruturação e institucionalização da Gestação Dirigida.

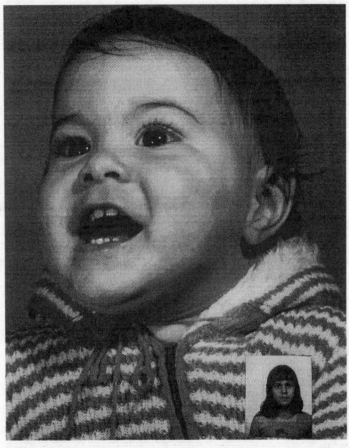

Na foto acima Gládiwa, com oito meses de vida, mostra uma dentição bastante desenvolvida e forte. Vivacidade, alegria e grande evolução. Já dava os primeiros passos.
Na foto menor, aos 11 anos, é tranqüila, segura, feliz e apresenta ótimo rendimento escolar. É completamente sadia e resiste facilmente aos surtos epidêmicos, embora nunca fosse vacinada.

Ao fazermos a presente edição, Gládiwa já está com 19 anos, casada e cursando o 3º ano de Direito, pretendendo ser Juíza. Tem facilidade extraordinária nos estudos e é uma pessoa muito calma e equilibrada.

O contínuo acompanhamento da vida de Gládiwa dá comprovação dos bons resultados da Psicoembriologia.

*Uma flor já é flor, desde o botão!*
*Uma criança já é criança, desde o embrião!*
*— Desperte a criança que existe dentro de você e deixe mais uma criança nascer!*

## A PRIMEIRA FASE: A UMBILICAL

Por ser a primeira e vital fase de uma vida, acrescentamos que o cordão umbilical é o primeiro seio materno e sabemos que a criança (embrião ou feto) depende demasiadamente da qualidade e conteúdo do sangue materno para sua boa estrutura física, mental e intelectual.

A gestante necessita de uma boa alimentação e tranqüilidade durante a gravidez e a fase de amamentação, com boa oxigenação do sangue.

Parece fácil fazer gente. Mas, na realizada, não o é!

A fabricação irresponsável e em série de filhos tem resultado na formação de um mundo neurótico, agressivo, cheio de ódio, deturpações, desequilíbrio, ambição doentia e corrida armamentista.

É, portanto, a partir da fase umbilical que se deve educar os filhos, com boa orientação mental, afeto e uma alimentação rica qualitativamente.

## A PRÁTICA SEXUAL

Deverá ser isenta de perversões e de jogos fantasiosos. Precisa ser conscientemente pura, natural, como estímulo à vida.

A relação sexual deve ser vista e sentida como um afetuoso abraço de união, troca e complementação. Um verdadeiro *abraço-penetrante*.

Quando concebemos um filho com a mente limpa e o corpo livre produzimos uma criança e não uma "sujeira", mais um filho do pecado.

## CORPO BLINDADO

Uma criança gerada por pais cujos corpos estão encouraçados (no dizer de Reich) recebe informações que se transformam em tensão, medo, nervosismo, inquietação e ansiedade.

E a mulher que engravida tendo o corpo ainda encouraçado ou blindado sufoca a criança em seu ventre, não lhe oferecendo o espaço devido.

A criança se sente como que pressionada por paredes de concreto e pouco pode se movimentar e desenvolver.

Bom seria que todos os casais passassem por uma análise ou, no mínimo, por cursos de orientação psicanalítica e psicoembriológica e por algumas sessões de Bioenergética.

## O TRAUMA DO ABORTO

Sendo o embrião ou o feto uma espécie de extensão física do corpo materno, o aborto ou a chamada interrupção da gravidez (chamem-no como quiserem, nada consegue esconder o crime, na visão humanista), registra um profundo trauma mental e físico, que poderá ser constatado durante uma sessão de Bioenergética ou de leitura da memória celular.

# A IMPORTÂNCIA DO ORGASMO TOTAL

Especialmente para a mulher, a capacidade orgástica tem capital importância.

Todo orgasmo que não consegue efetuar uma descarga total de energias concentradas deixa resquícios dessa energia, que se transforma em acúmulo de energia negativa e doentia, distribuída por todo o corpo e uma parte do próprio cérebro.

Daí, a necessidade de libertação para aproveitar toda a quantidade e qualidade de orgasmo que a relação genital proporciona.

Ter orgasmo total não faz a mulher prostituída ou vulgar. Evita que se forme mais uma histérica e doente psicossomática.

Liberte a mente e o corpo, para um orgasmo total e não gerará crianças histéricas.

A mente é que mantém o corpo vivo.

Mantenha a mente sadia!

# A REVOLUÇÃO DA PSICOEMBRIOLOGIA

*Prof. JONAS NEGALHA, Ph.D.* \*

A Psicoembriologia é uma das sementes que estão germinando para o fuuturo. Nesta época de transição, de domínio do materialismo e dos interesses mais sórdidos, que é a Kali-Yuga, Era da Escuridão e da Destruição, não se pode esperar que os meios de comunicação promovam esta ciência nova e revolucionária. Basta que a liberdade, conquistada a duras penas nos últimos séculos, garanta sua divulgação entre elites esclarecidas.

As grandes promoções de nossa época são dos arautos da mentalidade reinante: são eles que recebem o Nobel, cuja galeria é um vasto cemitério em que algum vivo ali foi enterrado por engano; são eles que ditam as cartas e são acatados nas universidades, como sacerdotes da ciência oficial.

Mas tudo isso passará. E tudo isso é necessário, como estrume das sementes que estão sendo semeadas e que já começam a germinar, quase que na clandestinidade.

Desde que o mundo existe, tem havido teorias destinadas a promover a felicidade humana e aperfeiçoar a espécie humana. Os materialistas consideram raça todo um conjunto de características genéticas, os espiritualistas consideram raça todo o conjunto de características espirituais. Raça, no sentido esotérico, filosófico, profundo, pressupõe uma identidade informativa, cultural, psíquica, ética e espiritual.

---

\*Prof. Dr. Jonas Negalha, Ph.D., é catedrático de Filosofia Geral e Psicologia da Educação, em São Paulo, e foi quem — traduzindo a síntese deste livro, para vários idiomas — divulgou a Psicoembriologia em mais de 22 países. (N. do A.)

Está sobejamente provado que um povo é superior ou inferior a outro por fatores culturais e não raciais. Também não são as proteínas, tão em moda nos dias de hoje, que vão garantir a geração de pessoas equilibradas, as quais coletivamente formarão um povo equilibrado. Mas cuidado com o fator cultural. Este só é válido se aliçercado no respeito mútuo, na liberdade de pensamento e de expressão, no amor ao semelhante, enfim, nos valores morais e espirituais que Gandhi preconizava e não em ideologias dogmáticas, que são uma forma de materialismo dentro do espiritualismo e que levam a um racionalismo estreito, destruindo a criatividade que é afetiva e intuitiva, em harmonia com a Natureza.

A Eugenia do futuro será a Psicoembriologia, que ensina como devem ser geradas crianças com amor, porque este é o único fator de poder cósmico gerador da vida como ela é, sem bloqueios e sem traumas, simples e espontânea, sincera e altruísta.

A revolução da Psicoembriologia é uma das mais importantes da História e um dia será reconhecida em toda sua plenitude. Está devidamente registrada e documentada e seu autor, Wilson Ribeiro, tem a garantia dessa prioridade, para glória do Brasil, ao lado de outros anônimos inventores que neste país prepararam a próxima civilização, semeando debaixo da avalanche materialista de um inverno tenebroso. Citemos, entre outros, os inventores de combustível não poluidor (ar, água e eletricidade) para veículos, a biotrônica, em substituição aos defensivos agrícolas, a ionização do ar e outras técnicas genuinamente brasileiras, mas que ainda não podem ser usadas por motivos óbvios.

Em nossos dias todos podem semear. Uns semeiam joio, outros semeiam trigo. Uns pregam o aborto, outros a Psicoembriologia. Cada um é livre para semear o que quiser, mas só poderá colher o que semeou.

*182*

As civilizações que praticaram crimes contra a humanidade punem-se com o suicídio. Estamos vendo vários povos suicidando-se, embora sem o perceberem. Uma das formas de suicídio é o aborto e o cescimento demográfico negativo.

Em minha experiência de professor universitário, nos últimos quinze anos, pude constatar que, apesar da ação nefasta dos meios de comunicação, e de certas elites, o povo brasileiro tem evoluído para uma espiritualidade consciente, tornando-se hoje o único povo ocidental em que a maioria acredita na reencarnação (rematerialização, como quer o autor deste livro), teoria válida para o respeito à vida e para uma vilosofia de vida mais tolerante e mais esclarecida.

Também pude verificar que alunas gestantes aplicaram os métodos da Psicoembriologia e foram bem sucedidas.

É com esta geração de espíritos livres que a Psicoembriologia propõe que se há de construir um Brasil novo e um mundo melhor.

## A PSICOEMBRIOLOGIA APÓS VINTE ANOS

Embora as primeiras pesquisas e estruturação da Psicoembriologia tivessem começado por volta do ano de 66, em Alagoinhas e em Salvador, na Bahia, seu lançamento foi feito em São Paulo em 75 e seu primeiro livro publicado em 76; tudo começou, realmente, em 75. Portanto estamos completando 20 anos de vida e experiências.

Gládiwa, que foi o primeiro embrião a receber a ajuda desta nova teoria está com 19 anos de idade e é acompanhada, de perto, por mim mesmo e amigos e ex-alunos da matéria.

Em Lages-SC uma quantidade expressiva de seres humanos acompanhados psicoembriologicamente, são observados pela psicoembrióloga Zenaide Castro e lá mais de 2.000 crianças receberam os benefícios do novo método de auxílio à Vida, formando-se, assim, uma nova geração livre de ódios, ansiedade, medo e agressividade. O mesmo acontece em Mendoza, Argentina, onde até a Igreja Católica admite a técnica e a divulga de vários meios.

Na Holanda, resolveram incluir a matéria no currículo médico, como disciplina informativa. Na Itália, em Roma, há uma clínica onde uma psicóloga aplica a Gestação Dirigida. Há u'a maternidade de Miami, USA, onde um psicólogo também aplica a GD.

Em São Paulo, há uma ginecologista-obstetra, Dra. Lucia Chnee, que vem usando a Psicoembriologia em suas atividades junto às gestantes, com muito sucesso.

No entanto, nestes vinte anos não crescemos muito, mas deixamos de receber resultados de reações injustas e covardes dos "donos da verdade e da ciência". A não ampliação e maior divulgação ficaram por conta dos traumas que causaram ao método e a seu autor, nos idos de 79.

De minha parte, como pai da criança, ao completarmos os 20 anos de existência sinto a alegria de vê-la quase em sua maior idade, bem utilizada e beneficiando crianças em quase todo o mundo.

Mas, o que é mais importante e gratificante é que sempre sou solicitado a acompanhar algumas gestantes e, em especial, a desvirar crianças que estão prontinhas para nascer, mas, por razões bem explicadas neste livro, na última hora resolvem sentar-se ou tomar posição horizontal dentro do útero-materno, dificultando o parto e o nascimento.

Por sensação de rejeição, insatisfação, etc. elas ficam birrentas e terminam criando esse problema.

Sinto-me muito feliz quando alguém escreve ou telefona dizendo-me: "Estou com o feto virado, o senhor pode me ajudar"? E respondo: venha!...

Na maioria dos casos, a coisa é muito fácil. 15 minutos ou meia hora de conversa com o feto leva-o a tomar sua posição ideal para o nascimento. No entanto, de acordo com o problema gerado, há crianças mais birrentas e teimosas que demoram mais, e aí, é necessário fazer-se duas ou três sessões de uma hora para alcançarmos o resultado desejado. Interessante é que todos podem ver os movimentos do feto cumprindo a solicitação de mudança de posição.

Nestes vinte anos o acontecimento de desvirar crianças na barriga da mãe tem sido muito, mas muito mesmo, gratificante para o autor da Psicoembriologia.

Sonho ver, em breve, muitas pessoas que queiram aprender a dar esta ajuda à Vida.

**Wilson Ribeiro**

## EXPERIÊNCIAS MÉDICAS

Além dos médicos (obstetras) Lúcio Affonso Campello (Brasília) e Carlos Alberto Oliveira (S. Paulo), que colaboraram com este autor durante a apresentação da Psicoembriologia, auxiliando nas experimentações sobre os contatos mentais e emocionais com o feto e resultados de parto, em São Paulo a Dra. Lucia Chnee Posdnyakov, que desde sua formação médica e especialização em ginecologia e obstetrícia tomara conhecimento da matéria e contatou com o autor da tese, para ampliar conhecimentos a respeito, vem estudando, pesquisando e aplicando a prática do que chamamos Gestação Dirigida em suas pacientes, obtendo resultados satisfatórios e, segundo ela, muito gratificantes.

No ensejo desta nova edição de A Vida Antes do Nascimento, a Dra. Lucia presenteou-nos com o seguinte depoimento:

"Durante o ano de 1994 desenvolvi a Psicoembriologia acompanhada com Musicoterapia em cinco gestantes de meu consultório".

Como médica e observadora presenciei um milagre da transformação e conscientização de cada gestante, com o desabrochar do seu potencial de maternidade que cada uma delas traz consigo.

A gestante "A" após a aplicação da Gestação Dirigida, em seu relato, caracterizou a experiência como a paz e calma com que antecedeu o parto, desde o início das primeiras contrações, quando pelo trajeto até o hospital furou o pneu do carro e o marido, sem pressa, trocou o pneu, foram até a locadoura de vídeo e após essas atividades chegaram no momento certo ao hospital, chamaram-me, fizemos a última sessão de Gestação Dirigida acompanhada sempre de musicoterapia e o parto foi extremamente tranqüilo com a participação paterna, tudo num clima de inarrável harmonia.

A gestante "V", adolescente, vinha de uma experiência dolorosa anterior, com aborto provocado e seu marido de um 1º casamento não satisfatório. Relata a gestante que a Gestação Dirigida não só deixou os dois mais confiantes, como presenciei a interessante experiência de reverter a indicação de cesária para parto normal, com a última sessão realizada no hospital.

A Gestante "M" relata não só a aceitação da gravidez, pois profissional de carreira brilhante, 32 anos de idade, tinha resistência a gerar um filho. Na primeira consulta veio com gastrite e disritmia de fundo psicossomático. Normalizaram-se suas funções vitais, seu amor e carinho pela criança desabrocharam durante as sessões e apesar de ser submetida à cesária por indicação formal (bolsa rota prematuramente), já na sala do centro cirúrgico relata que dormiu antes da cirurgia, sentindo paz interior que comungava com a equipe médica e posterior dedicação ao filho.

A "M" relata como característica o resultado pós-parto não só na quantidade e qualidade de leite, como no cres-

*186*

cimento e peso excepcionalmente avantajado para a idade, deixando o pediatra admirado.

E por fim. "M. L." relata-nos: "Foi um parto tão lindo, numa sala calma e de tom familiar, onde a dor deu lugar à paz e ao lindo Gabriel".

"Não posso deixar de aditar como conclusão, a paz e a calma dos bebês em casa e sua receptividade ao sistema psicoembriológico acompanhado de musicoterapia, como forma e método educacional".

Dra. LUCIA CHNEE POSDNYAKOV
Médica - CRM 63855 - São Paulo

**Autorização:** "Autorizo Wilson Ribeiro a incluir este depoimento à edição de "A Vida Antes do Nascimento".

Nota do Autor: A Dra. Lucia continua seu trabalho aderindo à Psicoembriologia em seu atendimento a gestantes, pesquisando e contribuindo com suas experiências para a evolução da matéria. Prepara-se para instalar uma clínica especializada, onde a GD será um dos procedimentos e coleta material com o objetivo de, brevemente, editar um livro baseado em vivência com a Psicoembriologia e seus resultados práticos.

À Dra. Lucia, nossa gratidão e reconhecimento.

**O autor.**

## AOS QUE CHEGARAM ATÉ ESTA PÁGINA

Agradeço pela leitura e interesse pelo assunto. A Psicoembriologia é um "ovo de Colombo", mas, ignorada ou considerada sem importância para a vida, durante muito tempo.

Jung tentou dar a primeira pincelada, dizendo que não acreditava, referindo-se à gestação, "que dentro do útero materno houvesse, apenas, um monte de protoplasma"... E outro discípulo de Freud, Otto Rank, dissera que "o primeiro trauma do homem seria a separação brusca entre filho e mãe pelo corte do cordão umbilical".

Depois de nosso trabalho a respeito da vida intrauterina, que culminou com a primeia edição deste livro, editado em alguns países, surgiram vários manifestadores sobre a tese, nos Estados Unidos, no Canadá e até no Brasil, falando ou escrevendo sobre o assunto e, parece que propositadamente, sem citar ou fazer referências ao nosso trabalho pioneiro.

No entanto, no Ministério da Indústria e Comércio da República Argentina, por iniciativa do Governo Militar, há registro de autoria inédita da Psicoembriologia em nosso nome, e em quatro Enciclopédias de Biografias dos Estados Unidos e da Inglaterra, há publicação que documenta a Psicoembriologia como de nossa autoria. O mesmo acontece nos registros da Biblioteca Nacional do Ministério da Educação, Departamento de Direito Autoral, no Brasil. Logo... ...

Mas, como ninguém é tão perfeito que não possa errar, e ninguém é tão errado que não possa aperfeiçoar-se, estou aberto a receber colaborações, adendos, críticas e consultas sobre o livro e a matéria.

A todas as cartas dou resposta. Quanto às críticas só as aceito quando acompanhadas de ensinamentos ou correções (isto é: dizendo como se faz). Porque entendo que criticar não é destruir, e sim, contribuir.

Assim, a carta do leitor merecerá consideração e resposta pessoal, porque as considerarei como contribuição à pesquisa e ampliação da Psicoembriologia.

WILSON RIBEIRO
Caixa Postal, 2806
São Paulo / SP
01060-970 — Brasil

PSICOEMBRIÓLOGO:

No Brasil, na Argentina e em Portugal, estabelecemos a SIP — Sociedade Internacional de Psicoembriologia, com escola ou formação individual para psicoembriólogos. Maiores informações poderão ser obtidas pela caixa postal acima.

Este livro foi impresso na
LIS GRÁFICA E EDITORA LTDA.
Rua Visconde de Parnaíba, 2.753 — Belenzinho
CEP 03045-002 — São Paulo — SP — Fone 292-5666
com filmes fornecidos pelo editor